古醫籍稀見版本影印存真文庫

二火辨妄

日・芳村恂益撰

中醫古籍出版社

責任編輯　賈蕭榮
封面設計　張雅娣

图书在版编目(CIP)数据

二火辨妄／（日）芳村恂益撰. —北京：中医古籍出版社，2015.9
（古医籍稀见版本影印存真文库）
ISBN 978-7-5152-0751-3

Ⅰ. ①二… Ⅱ. ①芳… Ⅲ. ①中医学-日本②医经-日本
Ⅳ. ①R22

中国版本图书馆 CIP 数据核字(2015)第 087885 号

古醫籍稀見版本影印存真文庫
二火辨妄　日·芳村恂益　撰

出版發行　中醫古籍出版社
社　　址　北京東直門内南小街 16 號(100700)
印　　刷　北京金信諾印刷有限公司
開　　本　850mm×1168mm　32 開
印　　張　8.625
字　　數　110 千字
版　　次　2015 年 9 月第 1 版　2015 年 9 月第 1 次印刷
印　　數　0001～3000 冊
書　　號　ISBN 978-7-5152-0751-3
定　　價　22.00 圓

國家古籍出版

專項經費資助項目

據中國中醫科學院圖書館藏日正德五年錦山堂刻本影印原書版框高一九八毫米寬一三五毫米

出版說明

中醫藥學是中華民族優秀傳統文化的重要組成部分，是我國醫學科學的特色，也是生命科學中具有自主創新優勢的領域。歷代存留下來的中醫典籍是我國寶貴的文化遺産，其承載着中華民族特有的精神價值、思維方法、想象力和創造力，是中醫藥科技進步和創新的源泉。對中醫古籍進行保護與整理，即是保護了我國全部古籍中的一個重要的組成部分。

《古醫籍稀見版本影印存真文庫》在全面調查現存古醫籍版本情况的基礎上，遴選出五十餘種具有較高學術價值、文獻價值的古醫籍，對其稀見的版本進行搶救性地挖掘整理，其内容涵蓋中醫臨床内、外、婦、兒、針灸、五官各科及基礎理論等領域。這些版本多爲亟待搶救的瀕危版本、珍稀版本、孤本、善本，或者曾經流傳但近幾十年來世面上已很難見到的版本，屬於讀者迫切需要掌握的知識載體，具有較大的出版價值。爲方便讀者閱讀與使用，本叢書整理者對所遴選古籍的版本源流及存世狀況進行了考辨，撰寫了提要，簡介了作者生平，評述了著作的學術價值；爲避免在整理過程中出現各種紕漏，最大限度地保留文獻原貌，我社決定採用影印整理出版的方式。

此次所選書目具有兩個特點：一是以學術性和實用性兼顧爲原則，選擇凝結歷代醫藥學家獨到理論精粹及豐富臨床經驗的精品力作，突出臨證實用，并且充分注重各類中醫古籍的覆蓋面，除了喉科之外，其余各類均有涉及；二是選擇稀見版本，影印出版，不僅可以避免目前市場上古籍整理類書籍魚目混雜、貽誤后學之弊，而且能够完整地體現歷史文獻的真實和完整性，爲讀者研習中醫提供真實的第一手資料。該叢書對於保護和利用中醫藥古籍，發揚和傳承中醫藥文化，更好地爲中醫藥科研、臨床、教學服務具有重大的意義。

我社自二十世紀八十年代成立以來，陸續出版了大型系列古籍叢書，影印的有《中醫珍本叢書》《文淵閣四庫全書醫家類》《北京大學圖書館館藏善本醫書》《海外回歸中醫古籍善本集萃》《中醫古籍孤本大全》等，自出版后廣受學界和藏書機構歡迎。實踐證明，以影印爲基礎進行文獻開發，不僅符合學術研究和收藏需要，而且操作性更强，對促進文獻批露意義重大。

在編輯過程中，我們遵循《古醫籍稀見版本影印存真文庫》的編輯規範，進行了嚴格地查重，并查核原書，爲每種圖書制作了新的書名頁，重新編目，讓讀者一目了然。爲了讓讀者真真切切感受古籍的原汁原味，我們對前言和目録均採用繁體竪排形式。需要説明的是，所收珍本中有缺卷或缺頁的情況，由於這些珍本基本上没有復本，我們没有進行配補，僅作了相應的標注，也留下了些許遺憾，敬請廣大讀者諒解。

中醫古籍出版社

二零一五年九月

前言

五行各一，唯火有二，始稱君相二火者，首見於《素問·天元紀大論》『君火以名，相火以位』之說。其後，注疏發揮各抒所見，有人火、天火之論；有少陰、少陽之稱；有心火、腎中虛火之說……支派繁多，不一而足。三焦實質，更是眾說紛紜，《靈樞·本輸》云：『三焦者，決瀆之官。水道出焉』。《難經》曰：『三焦者，元氣之別使也』『有名無形』，《中臟經》謂『三焦者，人之三元之氣也』自是，三焦無形說、腔子說、油膜說、胃部說、三段說，各立門戶，爭議不休。

作者認為，君相二火，三焦學說，自王太僕對《內經》注解不明，至金元四家邪說紛起，雖釋經作論不乏其人，但大多離經叛道，不尊經旨，故著《二火辨妄》，對君相二火之生理、病理，三焦之部位與功能，辨駁討論，以正其名。

本書分三卷，卷一為『辨妄篇』，重在批判宋元以來諸子有關君相二火，三焦學說之乖誤。卷二為『考證篇』，匯纂《靈》《素》《難》中精闢之論，申經明旨。全書立論明確，考辨精詳，雖為一家之言，但作為學術爭鳴，亦值得借鑒。

芳村恂益，字慓夫，號北山，又號五雨亭，日本元禄、正德年間著名醫家，撰有《內經綱紀》《醫學正名》《北山醫話》等著作。《二火辨妄》約成書於一七〇三年。

該書流傳甚少，今據中國中醫科學院圖書館所藏日正德五年（一七一五年）錦山堂刻本年影印出版，以供中醫臨證及理論工作者參考。

中醫古籍出版社

目録

二水箋帖叙

法書來處之寶。一筆

存乎。草於後世而下

從萬物分矣。蓋下筆

一種而至卯生。二一牲一

牝而言指生人之語云
府者言深而不穷若者
二字從一象而之內經
所說至肖著矣自隆
唐王冰註云不解而論

張孝祥之德○因聴未覚
雖紀○理謀珠清○朱緒右
秀○至誓如又美○菁洞益
世業昭著○嗟事先奇之役
足運字○特逐南陽之

○泝蓬島崎嶇洞之域○眺滄溟
乎濟滄北山○嘉肉羶腥
○邦民二慾獨焉求之書○
而于在之家○娛賞○而不
數至繪圖序之校

縣ヲ

正德甲午冬備日解縉

名古屋玄生書于序

二火辨妄編自序

昔者王充何渉之徒○著刺孟刪孟非孟毀孟○而後世有非非孟之作○柳宗元著非國語○而後世有非非國語之作○夫左氏者千載之良史○孟子者百世之儒宗○豈得輕非之耶○但一因非之○而又非非者出○則義因此精○理因此明○是何啻無害乎○其爲良史儒宗○而其爲良爲宗滋以彰矣○由此觀之○則非之者未必一於非○而非非者亦未必一於非非也○余家世業乎醫○少而好讀素

難○至晚未轂爲嘗疑宋元以來諸子論君火相火三焦○大乖經旨也○於是上質諸素難○下證諸仲景叔和○辨駁討論○以著二火辨妄三篇○乃自知不有王充宗元之才○而妄辨古人之非○則又必有非非者○從其後也○雖然或非或非非以能使二火三焦○得義精理明○則天下公論因此而定者○不可得知焉○公論有定○則夫所謂乖經旨者○及非之者○非非者○亦皆同爲軒岐之忠臣矣○古人有謂是是近乎諛非非近乎訕○余此舉也○

非諛非訕唯欲吾道之精且明也已

元祿癸未歳春分日北山芳樵隱愉益天仙子

書于原壇五雨亭

二火辨妄卷之一目錄

辨妄篇第一　凡十六條

駁張介賓

駁李梴

二火辨妄卷之二目錄

繫聖篇第二

或問凡二十八條

二火辨妄卷之三目錄

金匱要略一十條

傷寒論七條

脈經八條

右係心包絡三焦考證

凡例

一此編以辨妄名者正以辨其謬妄則其眞自見也讀者觀辨妄篇以去心中之茅塞觀察聖篇以知二火眞觀考證篇以尋立言之原則庶乎千載不傳之聖旨瞭然矣

一心包絡三焦人身之相火也辨相火必不可遺此二者故首辨二火而後及此二者

一諸家論二火與心主三焦者其援據不獲諸素難則旁捜索道書丹經佛典稗官而不輟或雖素難之文苟不合其胸臆者擯斥而不取遂以爲謬矣

余甚患之夫先聖後聖其揆一也何嘗有異辭余欲必使軒岐越人仲景叔和等之言融會而無窒礙矣是考證之所由立也

一考證中不取素問遺篇者以其文之可疑而無可必爲徵也

一辨妄中不取王太僕以上者以其文不得考也考證中不取王叔和以下者以其言之不足爲徵也

二火辨妄卷之上

北山　芳樵隱愉益慄甫　批

男　玄愉者甫　叅

津南　江　若木兼通　校

辨妄篇第一

夫欲辨惑發蒙者不可不先駁正邪說之紛紜故首立辨妄篇

○王太僕曰君火在相火之右但立名於君位不立歲氣故天之以氣不偶其氣以行君火之政守位而奉天之命以宣行火令爾以名奉天故曰君火以名守位禀命故云相火以位（素問天元紀大論註文）

此啓玄子解二火之明文也夫論二火未見先於此者惜乎有關誤而難得其眞也君火在相火之右者即六微旨論謂顯明之右君火之位也君火之右退行一步相火治之是也蓋經以南面而命其位也若自言其位則君火實在相火之右也立名於君位者是釋本經君火以明之義也以名字立易明字辨見張介賓說中此不復贅矣不立歲氣者即至眞要論少陰不司氣化之意亦見張介賓論中故天之以氣不偶其氣者不可得而解夫小陰與陽明偶焉不可謂不偶其氣疑必有脫悞以行君火之令以下必解相火之義然脫悞不成文不可得而曉憾不得其善本矣

○陳無擇曰五行各一唯火有二者乃君相之不同相火則麗于五行人之日用者是也至君火乃二氣之本源萬物之所資始人之初生必投生於父精母血之中而成形精屬腎腎屬水故天一而生

水血屬心心屬火故地二而生火識爲玄玄屬木故天三而生木乃太一含三引六之義也亦道生一一生二二生三三之數也則知精血乃財生於識以識動則暖靜則息靜息無象暖觸可知故命此暖識以爲君火正内典所謂暖識息三連持壽命者是也然則所以謂之君者以不行炎暑象君之德萬物資始象君之化位居少陰象君之政神明出入象君之命故君亦天也天亦君也乾以元亨利正而運行於其上君以德化政令而輔成於其下天道順序則生長化收藏不失其時君道助順

故進退存亡不失其正其實皆一理也成象取法雖主配於心腎推而明之一點精明無物不備也至君火之用上合昭昭下合冥冥與萬物俱生而無所間斷也　三因方

陳氏此論惟論地之相火與人之君火而至天之二火與人身之相火則漫附于烏有然以暖識爲君火者卓有獨見也惜乎以一君火兩配心腎未免於俗見矣君火主歳中二之氣而行暄淑之令豈於賢相渉哉蓋其意以君火其標爲少陰而心腎亦屬手足少陰經也已此殊不知標本正對之義而比之後世以相火屬腎者可謂彼善於此者也其曰相火則麗于五行人之日用者是也此以日用爨炊之火爲相火不知其在天之相火與在人之相火則以爲何物邪曰君火乃二氣之本源萬物之所資始是蓋欲説入於腎精中之張本人身之君火果在心腎則抑在天之君火又以爲何

物邪曰識為玄玄屬本是盖素問天元紀大論謂
在天為玄玄生神神在天為風在地為木之義也
陳氏讀內經之未熟故不知夫天之玄神通為五
行六氣之基而不唯為風木矣以不關于二火本
旨此不更贅詳義見余綱紀中嗚呼陳氏宋世之
巨擘不由軒岐之正路而問津於丹家釋門者何
也但以暖為相火識為君火分配于心與三焦則
其說明且正矣然陳氏之先未見有論二火者則
其說亦
可取矣

○劉溫舒曰君火之化熱主春末夏初行暄淑之令
而不行炎暑應君之德也相火之化暑主於夏夏
之為言大也與午同意炎暑乃行運氣論

此謂二火之化原乎內經其言正矣但依樣畫
葫蘆別無發明

○沈存中曰六氣方家以配六神唯北方有二曰玄

武太陽水之氣也曰騰蛇少陽相火之氣也其在於人為腎腎亦二左為太陽水右為少陽相火

藏氣法時論曰腎主冬足少陰太陽主治夫腎為水藏其經少陰膀胱為水府其經太陽未嘗言少陽而況相火耶難經曰腎有兩枚左為腎右為命門未嘗言左為水右為火亦況相火耶若夫三焦則自屬少陽相火但下焦雖並出于膀胱而上中二焦則並出于胃上口且相火屬手經而非水藏之所能專攝也全非軒岐之本旨但此說恐必出乎方術賣卜家之言而沈氏唱之前河間丹溪之徒和之後遂以致後世之惑則沈氏之罪不可不攻不可不正焉蓋火陽也氣也陽數奇故雖有二火之名而相火之藏府乃無形水陰也形也陰數偶故腎實有兩枚自然之理也奈何得一腎藏中有氷炭自判然乎不經太甚矣

火降而息水水騰而為雨露以滋五藏

書曰火曰炎上炎上自是火之性也殊相火主遊行行出若一沈降則相火之用廢矣經曰地氣上爲雲天氣下爲雨蓋是天地陰陽之交感爾豈有水中更有水火以自交感之理哉

上下相交此坎離之交以爲否泰者也故腎爲壽命之藏左陽右陰左右相交此乾坤之交以生六子者也故腎爲胎育之藏 夢溪筆談

上言左爲太陽水右爲少陽火此言左陽右陰左右相交益見其牽強之矛盾也夫坎離乾坤之交者二氣相交而成用也左腎水右腎火之相交者一藏自交也此殆似靈貓自爲牝牡心房二星皆男女兩形更爲雌雄大乖聖經之正旨也按沈氏者一儒生耳其博洽雖旁通百家而豈得能悉窮其精微哉是故其筆談中引素問云疾在肝寅卯患中酉劇病在心巳午患子亥劇致慧作患聖意索然矣類此者多不足怪焉沈氏不知君火爲何物相火爲何物及火有君相腎有左右之理妄取

方術末技之言以解軒岐
素難之典者不亦過乎

○劉守眞曰右腎命門爲小心乃手厥陰相火包絡
之藏也仙經曰先生右腎則爲男先生左腎則爲
女謂男爲陽火女爲陰水故也右腎命門小心爲
手厥陰包絡之藏故與手少陽三焦合爲表裏神
脉同出見于右尺也二經俱是相火相行君命故
曰命門爾故仙經曰心爲君火腎爲相火是言右
腎屬火而不屬水也舉世皆云心包絡之藏有名
無形者未知此也是以右腎火氣虛則爲病寒也
君相雖爲二火論其五行之氣則一於爲熱也　原病

式

按小心出于素問刺禁論以小心爲命門原于楊上善也其以命門小心爲心主包絡者乃劉氏之臆説也夫心主者內經以心之包絡稱之或以膻中爲言曰喜樂出焉曰包絡者心主之脉也諸邪之在於心者皆在於心之包絡豈有心之包絡反居腎中之理哉余於醫聖篇中與繫辨之其以包絡爲命門者其謬原余益知之矣按奇病論曰人重身九月而瘖胞之絡脉絶也胞絡者繫於腎少陰之脉貫腎繫舌本故不能言評熱病論曰胞脉者屬心而絡胞中此義不熟玩經意遽認胞絡宮爲心包絡也吾聞之腎有兩枚左爲腎右爲命門一腎與膀胱爲表裏心主與三焦爲表裏未聞腎之一藏左右以分配于三焦膀胱而相爲表裏蓋一陰配兩陽者聚麀之行人或有之造化生人豈有此不經之理哉曰相行君命故曰命門是劉氏命門之訓詁其義太新奇矣引仙經以證心爲君火腎爲相火之義臆守眞之學不能讀內經則已何不證之素難而傍求之異端耶意證之軒岐則乖

其胸臆故却引仙經以爲據也且揚言曰擧世皆云心包絡之藏有名無形者未知此也甚矣乎劉氏之嚇腐鼠也從守眞之言一出後世宗之皆云腎爲相火與三焦爲表裏三焦包絡有名無形者越人之誤也實軒岐之罪人耳

張子和曰夫君火者猶人火也人火者烹飪之火是也相火者猶龍火也人火焚木其勢緩龍火焚木其勢速　儒門事親

人火龍火其說原乎王啓玄而人火爲君火龍火爲相火實張氏之臆說也丹溪龍雷之說亦實出于張氏也益詳其發之微甚則人火出于鑽燧發燭之人爲龍火出于霹靂擊搏之天氣其暴烈振拉一聲震乎百里豈同日而語哉然至其焚物則同一火也全無緩急微甚之異矣是王太僕之無稽而張氏更畫蛇足說在龍雷火辨中夫龍雷火者炎暑亢陽之時龍雷行雨之處時而有焉何得

列之六氣之一而與木土金水同其行哉且龍雷火夏出而冬隱矣雖夏時亦無常常而在也但出於驟雨降雹之時也已豈有天地六入之相火夏有而冬没上雨而不下晴之理乎若人身之相火亦然常常而有則六藏六府全矣十二經脈周矣若遇冬而没遇晴而隱則人身豈得有生耶不經之甚也

○張潔古曰涼膈散減大黄芒硝加桔梗甘艸二一法加防風同爲舟楫之劑浮而上之治胸膈中與六經之熱以手足少陽之氣俱下膈絡胸中三焦之氣同相火遊於身之表膈與六經乃至高之分此藥浮載亦至高之劑故施於無形之中隨高而走於胸膈中及六經之熱也

善哉張氏之說相火也曰相火遊於身之表曰浮載至于高之巔以施於無形之中此等語實能知相火之真面目者也與夫以下焦胞絡龍雷命門言相火者相去奚翅雲壤哉然相火之遊行必徹上徹下何專以至于高爲言乎蓋以其常言之則火遊行乎其間莫處非相火之位也至其爲病則炎上燔焫多見于至高之分也易老此論爲火熱病而設故其言如此耳比之東垣海藏支離牽強之論則自不同矣誰謂青於藍余知其不及半德矣

李東垣曰心不主令相火代之相火下焦包絡之火元氣之賊也

心不主令相火代之者即經謂少陰不司氣化諸邪之在於心者皆在於心之包絡之意其義正矣至相火下焦包絡之火者又陷於河間之邪逕也不可極焉其言下焦包絡則亦胞絡宮耳非心主包絡也吾聞之心者君主之官膻中者臣使之官未聞心君不主令而腎水代之矣彼將曰是不指

腎水言乃包絡宮命門之相火也夫陰陽之理陽中有陰陰中有陽腎之有火僞陰陽互藏之義也誠如此則是坎中之陽爻水中之元陽耳非相火也君火主二之氣而行暄淑相火主三之氣而行炎暑安有腎中之火反甚乎心火而夏暑者之相火却寄位於冬水中之理耶彼又巧立陰火之目以相火爲陰火按內經運氣諸篇相火爲病其燔焫酷烈甚乎君火絕不可以陰火名之說見余陰火論中至其言元氣之賊也其義亦不可曉既言君火不主令相火代之忽言元氣之賊也何異乎從來周召之賢臣忽認作莽卓之篡賊耶彼將曰夏月炎暑人氣昏倦乃暑傷氣之義也夫以人觸冒而爲病誣謂之賊則六氣皆能傷人何特責之相火乎相火旺于小滿至小暑六十日之間萬物之長榮繁茂皆在此時若一失相火之令而夏暑不得其時則艸木不榮五穀不熟昆蟲不育而民無所措手足可見天非此火則不能施生長之化育人非此火則不能遂神機之運用豈謂之元氣之賊耶正謂之元氣之母可也

或問東垣三焦相火之說多矣特舉此數句者何

也曰東垣海藏方藥之醫也若其論方藥則如孔門有顏曾也至于其論軒岐之大義則在瞠乎三子之後而已雖或窺一斑而不能見其藩籬況其閫奥乎故二子論中所引經文多與本旨不合唯斷章取義也蓋二子之於内經不過舉一得以爲話柄耳其説雖多不足取焉雖非不足攷焉但馬仲化特推之以爲三焦之祖宗者不亦忝乎

○朱丹溪曰太極動而生陽靜而生陰陽動而變陰靜而合動靜二字是一篇骨子而生水火金木土各一其性惟火有二曰君火人火也按丹溪亦方藥之醫也至經學則未足以責之然若相火論不啻無補吾道而却有害于後學者也不可不闢焉蓋其論之所由祖述劉河間張子和而更自胸臆以潤色之曰君火人火也即子和之語是以日用烹飪之火爲君火夫烹飪火出于五木金石者乃地之火也抑在天之君火與在人之君火何物也曰相火天火也

此亦予和之意變文見奇彼以龍雷火爲相火爲天火夫天火也者太陽日也焉得龍雷腥穢之火以天火稱之邪蓋予和謂相火龍火也者義雖乖而辭則正矣若丹溪之言義辭俱失也生生子辨其非見下

火内陰而外陽主乎動者也故凡動皆屬火

此逼二火而爲言而下文却以動專爲相火以名之用者何也内陰二字起下面許多說話

而言形氣相生配于五行故謂之君未解得君字義**以位而言生于虛無守位禀命因其動而可見故謂之相**

耳於君火乃曰形氣相生於相火乃曰生于虛無丹溪亦知有名無形之義哉火之爲性不動則不見何獨相火乎生于虛無因其動而見二句是龍雷之張本

天主生物故恆于動人有此生亦恆于動其所以恆于動皆相火之爲也

此數句義論正確發端至此數箇動字不可艸艸看當知終篇唯自此動字紬繹來翁亦

知相火之遊行行出哉

見于天者出于龍雷則木之氣出于海則木之氣也

是上文相火天火也之詳脚言相火之爲天火也其所出有二一出于龍雷之木氣一出于海水也乃欲牽強以歸之於肝腎抑何巧矣蓋丹溪意以天火者龍雷能領之龍雷本屬震木而非火但以木生火故能有火也嗚呼著夫造物之火豈一委其權於龍雷乎又天之火氣出于海水未知出何經在何典此翁但蹈襲古人之遺蹟而不知龍火海火實爲何物也夫龍火者夏月炎暑之時震雷奮起之際龍借此亢陽之氣能飛騰而行雨乃捲深山大澤之水挾風雲而起當此之時與夫炎熱炕陽摶擊逼迫則爲雹火霹靂或震物而焚燒焉然則雷之霹靂也龍之飛騰也一借天之陽火而後得矣龍本鱗蟲水族而陰物唯能領水然而其性屬東方木故奮勵則發火即與鑽木出火同一理也海火者其言出于木玄虛海賦亦是海鹵水光之似火者實非燒物之火乃陰火也詳見陰火論中吾聞之木生火未聞水生火抑亦出于何典乎

具于人

者寄于肝腎二部肝屬木而腎屬水也此亦河間以來冥路昏昏瞑瞑于惡趣之因緣膽者肝之府膀胱者腎之府心包絡者腎之配三焦以焦言而下焦司肝腎之分皆陰而下者也歷舉肝膽腎膀胱包絡三焦六者言皆屬相火也人之內景六藏六府而屬相火者居半而又心小腸之屬君火則滿腔子忽變成焦熱火獄也藹藹與讀劉朱之言不熄斬岐之道不見者為此事而發乎若膀胱其經太陽寒水其官州都其職滲空而生于與腎為表裏枉陷於相火之黨者噫何冤乎若肝亦生于與膽為表裏與心主為對化而妄受肝有相火有瀉無補之誣枉終致後世粗工舉手則曰抑肝瀉肝踈肝洗肝以尅伐發生之生意哀哉近世姑蘇俞子容作說以挽回其弊而余又知寡固不可以敵眾矣天非此火不能生物人非此火不能有生此二句偶與相火之真合可敬可敬但本此二句而立論則其旨正

而公矣奈何黨于東垣之言遂以相火為天之火元氣之賊自製補陰丸欲以消滅此火雖出于木而皆本乎地經曰東方生風風生木南方生熱熱生火是先有氣而後有形也未聞天火本乎地故雷非伏龍非蟄海非附于地則不能鳴不能飛不能波也鳴也飛也波也動而為火者也肝腎之陰悉具相火人而同乎天也凡有形之物非附于地則安置乎何處動而為火者也此一句通篇之綱要也特提起此一句以發出下面多少之說議竟以相火為妄動為元氣之賊為陰虛之病熱也所謂相火者在天為少陽之本氣以為出入遊行之用主歲歲三之氣而行炎暑之令在人則亦為少陽經之本氣稟君火之命而通行三氣於天之相火終古常在矣人之相火終身常在矣皆待動而後生擇地而處者乎然則雷也龍也海也亦冬夏晨昏常常為鳴為飛為波而亟也耶上文曰太極動而生陽曰陽動而變曰恆於動曰

主乎動凡此數箇動字皆動之常者也此曰龍飛雷鳴海波之動乃有時而變動者也彼欲以其動之常者同此動之變者讀者不能知其非而正之信所謂後之人不無聱聾也或曰相火天人之所同何東垣以爲元氣之賊又曰火與元氣不兩立一勝則一負然則如之何而可以使之無勝負也已言天非此火不能生物人非此火不能有生而反掌之間遽以爲元氣之賊或之言正矣但東垣所謂火者飲食勞倦之病熱耳非相火也曰周子曰神發知矣五性感物而萬事出有知之後五者之性爲物所感不能不動謂之動者即內經五火也相火易起五性厥陽之火相扇則妄動矣遊行遍行相火之用也易起而爲害者病熱也即是兩般以五性之動爲厥陽爲相火則是五藏各有相火何獨在木與水之中哉

蓋周子所謂動者性之發動乃情也雖聖人不能無而又不可無者也内經所謂五火者五藏厥陽爲病也非相火也夫厥陽成火之變者與性情發動之常者天人固有之相火與厥陽暫起之病熱豈同日而語乎丹溪雖取内經之片言隻語近似者立論而至其通論大義則未嘗能窺其藩籬故支離矛盾最多矣厥陽字内經中未見其所出按解精微論曰厥則目無所見夫人厥則陽氣並於上陰氣並於下陽並於上則火獨炎也陰並於下則足寒足寒則脹也夫一水不勝五火故目眥是以氣衝風泣下而不止王註云一水目也五火謂五藏之厥陽也王氏約取經文厥則陽氣並於上之字稱厥陽也但張仲景謂厥陽獨行者恐是孤陽絕陰之義猶陰之絕陰爲厥陰也然則所謂五火厥陽即五藏之病熱也非相火矣若以厥陽妄動之火指爲相火則亦當以泛溢腫脹之水沈寒痼冷之陰指爲腎水眞陰乎此殆不揣其本而齊其末也

火起于妄變化莫測無時不有煎熬眞陰陰虛則病陰絕則死陰虛陰絕尚且

病死而況於陽虛陽絶乎君火之氣經以暑與濕言之相火之氣經以火言之生生子已辨之余亦何謂乎益表其暴悍酷烈有甚于君火者也故曰相火元氣之賊周子又曰聖人定之以中正仁義而主靜朱子曰必使道心常爲一身之主而人心每聽命焉此善處乎火者人心聽命於道心又能主之以靜道心人心乃性命之理君火相火乃藏象之說亦自兩般以道心爲君火似矣以人心爲相火遠矣丹溪以變爲常以末爲本故以病熱爲眞相火一念之迷路不得解脫者以不知覺至成病則無君相之別而同是熱至燒物則無雷燧之異而同是火也況相火本遊行之火而強定之以靜則恐相火之用滅矣何能望生生不息之運用邪彼五火之動中節相火惟有裨補造化以爲

生生不息之運用耳何賊之有相火即造化之用三焦乃原氣之別使何煩裨補之言乎　或曰內經相火註曰少陰少陽矣未嘗言厥陰太陽而吾子言之何邪少陰君火少陽相火即不同也而但其言則原門上鍼砭　曰足太陽少陰東垣嘗言之矣治以炒蘗取其味辛能瀉水中之火是也戴人亦言膽與三焦尋火治肝和包絡都無異本乖于經旨故貽譏於其黨　此歷指龍雷之火也予亦備述天人之火皆生於動如上文所云者實推廣二公之意或曰內經言火不一往往于六氣見之言藏府者未之見也二公豈宅有所據耶經曰百病皆生于風寒暑濕燥火

之動而為變者岐伯歷舉病機一十九條而屬火者五此非相火之為病之出于藏府者乎謹按至眞要大論曰帝曰夫百病之生也皆生於風寒暑濕燥火以之化之變也王注云風寒暑濕燥火天之六氣也靜而順者為化動而變者為變丹溪私改易聖經之文妄竄入王註之字以為據殊不知內經十九條之病機亦是天令之傷感而不止乎藏氣之相乘也攷諸內經少陽病為瘈瘲太陽病時眩仆少陰病瞀暴瘖鬱冒不知人非諸熱瞀瘈之屬火乎少陽病惡寒鼓慄膽病振寒少陰病洒淅惡寒振慄厥陰病洒淅振寒非諸禁鼓慄如喪神守之屬火乎少陽病嘔逆厥氣上行膀胱病衝頭痛太陽病厥氣上衝胸小腹控

睾引腰脊上衝心少陰病氣上衝胸嘔逆非諸逆衝上之屬火乎少陽病譫妄太陽病譫妄膀胱病狂巔非諸躁狂越之屬火乎少陽病胕腫善驚少陰病脅熱以酸胕腫不能久立非諸病胕腫疼酸驚駭之屬火乎丹溪論相火為病也一主乎藏府內因者其意以腎虛火動一一詮認為相火也不知萬般之病熱同是一火之所為何必分君相藏府內傷外感邪又原病式曰諸風掉眩屬于肝火之動也諸氣膹鬱病痿屬于肺火之升也諸濕腫滿屬于脾火之勝也諸痛瘡瘍屬于心火之用也是皆火之為病出於藏府者然註文未之發耳古人非原病式偏論盛邪實火之病而遺虛寒假熱之證

矣但以諸病爲火者劉朱家之常譚以陳無擇之通敏且以暖識論君火日用之火爲相火而又不曾濩及陳氏雖未盡善而比之丹溪之邪說則其優也千萬且以人身溫暖不窺神識精明屬君火者亦不爲無其見也丹溪輕識之所謂蚍蜉撼大樹也宜乎後之人不無聾聵也悲矣噫自丹溪至今數百年且海西　本邦無一匡丹溪之非者則實後人之聾聵也其間眼耳俱具者獨見生生子一人耳

○眞天民曰人肖天地其五藏六府之具於身者與天地造化生成之理若合符節是故在天爲風在地爲木在人藏府爲肝爲膽在天爲熱在地爲火在人藏府爲心爲小腸在天爲濕在地爲土在人

藏府為脾為胃在天為燥在地為金在人藏府為肺為大腸在天為寒在地為水在人藏府為腎為膀胱五者之外又有相火遊行於天地上下氣交之中（按虞氏於諸子之中傑然者也故獨知三焦於千古紛紜之中若張介賓乃其剿言也此言相火表出內經遊行其間之語以立論其義正確著明與諸子之言相火者相去天淵矣惜乎未悟其所歸著終復蹈襲於劉朱之謬也吾於此竊遺憾不輟於戯知相火為遊行之火者亘古張易水虞華溪二老而已）故合為五運六氣人身之相火亦遊行于腔子之內上下肓膜之間命名三焦亦合於五藏六府（説得正矣）丹溪曰天非此火不能生物人非此火不能有生夫內經以包絡為藏配合三焦而為

六藏六府總爲十二經也其兩腎本爲一藏初無左右之分越人始分之亦未嘗言其爲相火之藏王叔和始立說以三焦合命門爲表裏亦有深意寓焉叔和不幸受千古之誣名余爲之辨見下蓋命門雖爲水藏實爲相火所寓之地其意蓋謂左屬陰右屬陽左屬血右屬氣左屬水右屬火經曰左右者陰陽之道路蓋其言左屬陰右屬陽則可也言左屬水右屬火則不可也何得一水藏中鴻溝水火於左右邪上文已言在天爲寒在地爲水在人藏府爲腎至此又言左屬水右屬火何其矛盾耶北方常配二物故騰蛇之雄以配壬水玄武之雌以配癸水未聞分析習坎龜蛇朔北權衡玄黑修熙貞正罔冥以爲水火矣虞氏特爲此說者不知諸藏所以皆一形而腎獨有兩枚之理也靜守常而主乎水動處

變而化爲火者也即丹溪論中動靜字虞氏猶恐丹溪動字頗有弊乃加處變而化四字點粧以足其意也此翁之學高於丹溪一層可謂氷寒於水也然而相火固無定體其義正矣何得乎甲而失乎乙在上則寄于肝膽包絡之間發則如龍火飛躍于霄漢而爲雷霆也在下則寓於兩腎之内發則如龍火鼓舞于湖海而爲波濤也潤色得更互矣遊行行出相火之本性更復何發之有若發字作爲病二字則其義稍正矣虞氏初言在天爲寒在地爲水在人爲腎中言左屬水右屬火終言相火寓於兩腎之内凛乎水藏漸變成火宅吁寃哉三焦者指腔子而言包函乎腸胃之總司也胸中肓膜之上曰上焦肓膜之下臍之上曰中焦臍之下曰下焦總名曰三焦其可謂之無

彼受乎其體有脂膜在腔子之內包羅乎六藏五府之外也不知相火之眞而幸知三焦之眞此翁遇何人而得飮上池之水乎蓋平生于夫忽有悟入也叔和已來不傳之醫統非其人而誰承者但其體有脂膜一句此其未得蟬蛻塵寰之處

其心包絡實乃裹心之膜包于心外故曰心包絡其系與三焦之系連屬故指相火之藏府皆寄于胸中此知始而未知終也凡藏府相表裏者必有其系屬焉故虞氏敢爲此說也三焦已爲包函腸胃之脂膜則其系出乎何處而連屬心包絡之系于何處邪夫三焦者遊行之火也無處不在焉故指上焦曰三焦則在膻中下焦曰三焦則在臍下蓋以少陽相火或在濕土之前或在濕土之後也知此義者軒岐已來唯婁英全善一人耳

蓋謂腎屬陰而本主乎靜靜則陽孕於其中陽既孕矣其能純

乎靜而無生氣之動歟（丹溪所謂動者於義多礙此翁更以生氣之動爲言則是點銅成金之手巧矣夫運行乾乾者生物之不息也然而彼所謂動者龍雷發動之動而絕非天行健健之動也義扞格而不通意雖巧而義實乖矣）若經所謂靜屬水受五藏六府之精而藏之是陽歸之陰而成孕者也又謂腎爲作強之官伎巧出焉陽出之陰而化生者也其兩腎之形亦得以左右分陰陽剛柔而命爲五藏之根元也於是左腎之陰水生肝木肝木生心火右腎之陽火生脾土脾土生肺金其四藏之於腎猶枝葉之出於根也抑考明堂銅人等經命門一穴在脊中行第十四推下陷中兩腎之間

夫兩腎雖爲水藏而實有相火寓於其中象水中之龍火因其動而發也謂腎中之陽爲生生之根則正矣龍雷之火爲生生之根則悖矣若以龍火爲生生之根則人間同是水族鱗屬矣愚意當以兩腎總號爲命門其命門穴正象門中之棖闑司開闔之象也甚矣乎虞氏好奇也昨恣無師之智以那移聖言甚矣乎虞之好竒也惟其靜而闔涵養乎一陰之眞水動而開鼓舞乎龍雷之相火夫水者常也火者變也常變之義丹溪論中巳辨之夫常變之變與變化之變不同常變之變災也害乎物變化之變常也生乎物所謂龍雷之動者常變之變也斷乎非生氣之動陰陽之運行者變化之常也故生生而不窮甚乎虞氏之不知字義也但極而變者變之常也倏忽而變者變之災也況水變火女變男人變物乎若獨指乎右腎爲

相火以爲三焦之配尚恐立言之未精也右腎爲相火尚惧矣而況併左腎乎吾聞之天一之水爲資始之原也未聞地二爲之原也夫相火者君火之相火也非腎水之相也若必在腎中而資後巧胎孕之生生則腎水之相而非君火之相矣碑諸外奸貳心之奸相爲單于吐蕃議婚與胡元遼金謀和者以投之豺虎而可矣余嘗論劉河間以後之醫道實開元侵中原之兆也他日修醫史之五行志則必謂之醫妖而已又曰五藏五府之外又有包絡相火遊行於三焦之間故以三焦爲配二者皆有名無實之府藏益相火無定位也此一條議論正矣善哉華漢翁説三焦也但言又有三焦相火遊行於腔子之間故以包絡爲配則盡美盡善矣吾於此翁必辭不輟遺憾不少

〇兪子容弁曰王叔和言三焦無狀空有名千載之

下議論不一是高陽生脉訣託叔和名也三焦有名無形者軒岐靈蘭之聖旨而言無狀空有名者乃僞訣之矯言也夫有名無形與無狀空有名其言若同而義則懸隔矣蓋無形即三焦之本體何空之有至宋陳無擇之通達尚惑徐遁之荒唐且曰三焦有脂膜如掌大正與膀胱相對有二白脉自中出夾脊而上貫於腦何其謬也按內經六節藏象論曰膽胃大腸小腸膀胱三焦者倉廩之本營之居也能化糟粕轉味而出者也五藏別論曰夫胃大腸小腸膀胱三焦此五者天氣之所生也其氣象天故瀉而不藏此受五藏濁氣名曰轉化之府由是觀之聖人且以三焦爲有形狀矣此兩

篇之文俱論六府之職也蓋三焦者偏言六府之職之病則雖無形而必得與有形之五府相伍焉若論其形體則腸胃篇揣而無論本藏篇以託于膀胱本腧篇唯謂屬於膀胱是實無形也俞氏特舉兩篇之文輙謂聖人以三焦為有形者更誤矣文按蔡西山脉經其間有論三焦一篇後引禮運記曰上焦若竅中焦若編下焦若瀆然未嘗發明其義余未得見蔡氏脉經為可憾然此三句原出于靈樞營衛生會篇而班氏白虎通亦引之俞氏未嘗讀內經者之得之蔡西山論中則知亦非軒岐之徒矣新安孫景思氏因推其義而解之曰上焦若竅竅者竅漏之義可以通達之物必是胃之上脘經曰上焦在胃之上口主納而不出是也中焦若編編者編絡之義如有物編包之象胃之外有

脂如網包羅在胃之上以其能磨化飲食故脉訣云膏凝散半斤者此也必是脾之大絡此爲中焦經曰主腐熟水穀是也下焦若瀆瀆者溝瀆之義可以決瀆可以傳導乃是小腸之下曰闌門泌別水穀自此而分清濁之所此爲下焦經曰在膀胱上口主瀉而不藏又曰主出而不內又曰下焦爲傳化之府又曰三焦曰水穀之道路氣之所終始也蓋水穀之所入水自上而中自中而下至於糟粕轉輸傳導而下一無底滯如此尤可表其爲有形明矣所謂形者非謂藏府外別生一物不過指

其所而爲形耳續醫說○指其所三字殆知三焦之眞也惜乎以此擴充之則於相火以位之義得有豁然而悟入矣所謂其所者上焦即胃之上脘中焦即脾之大絡下焦即闌門竟無有其實形也苟知指其所則何以謂有形邪是益遇知三焦無形而未知所以無形之理是無他唯知三焦而又未知三焦所以屬相火相火無形之理也

馬仲化曰出于難經正義內經註證按二十五難謂心主與三焦俱有名而無形滑氏亦以爲無形矣按銅人書載心包絡在心下橫膜之上竪膜之下與橫膜相粘而黃膜裏者心也其脂膜之外有細筋膜如絲與心肺相連者心包也又按三因方云古人謂左爲腎藏其腑膀胱右爲命門其腑三焦三焦者有

脂膜如手大正與膀胱相對有二白脈自中出夾脊而上貫於腦所以經云男子藏精女子繫胞以此推之三焦當如此說有形可見爲是有一舉子徐遁者少嘗醫療病有精思曰齊嘗大饑群丐相臠而食有一人皮肉盡而骨脈全者遁觀五藏見右腎之下有脂膜如手大者正與膀胱相對有二白脈自其中出夾脊而上貫腦意此則導引家所謂夾脊雙關者而不悟脂膜如手大者之爲三焦也

夫觀此二說則以心包三焦俱爲有形余欲先舉（陳無擇辨）之而馬氏一依乎陳氏辨馬氏則陳氏在其中矣又賴有孫生生之辨馬氏則亦不須復辨焉吁馬

氏不信軒岐而信宋鶴溪非越人而是之乃今考本
徐適一念之迷執永陷于魔魅哀哉
藏論勇等篇始知三焦惟有形故有厚薄緩急直
結橫縱不然則諸篇無此語矣況又遍考內經又
知六府皆有形故各有經絡俞穴氣血疾病今按
素問厥論有手少陽厥逆等證氣府論有手
少陽脈氣所發繆刺論有邪客于手少陽之絡靈
樞根結篇有手少陽根于關衝等語經脈篇有三
焦少陽之脈等語又有手少陽之別經別篇
有手少陽手心主之正經筋篇有手少陽手心主
之筋衛氣篇有手少陽手心主之本靈樞二十五

人篇言手少陽之上血氣盛則眉美以長耳色美血氣皆少則耳焦惡色手少陽之下血氣盛則手捲肉多以溫血氣皆少則寒以瘦氣少血多則瘦以多脉等語卽此諸篇考之可見必主三焦必有形故有經絡兪穴筋脉正別血氣多少疾病等類任督亦有經絡兪穴疾病又按五音五味篇曰衝脉任脉皆起於胞中爲經絡之海其浮而外者上行而絡唇口血氣盛則充膚熱肉血獨盛則澹滲皮膚生毫毛今婦人以其數脫血衝任之脉不榮口唇故鬚不生焉若衝任督亦內無藏府之形而善充肌膚溫肉分生鬚毛也以此欲證三焦之有形者若空然一氣而爲無形之府則安得與他經迂矣惟空然一氣卽相火也無形之府卽三焦相類乎也心包也若塊然有形之府則馬氏私造

之贋三焦也已但越人之病根全在將上中下之三焦與手少陽之三焦混而爲一故以上中下無形之三焦視手少陽之三焦耳上中下之三焦與手少陽之三焦不同之義樞素之中絶無所見獨於王海藏此事難知見之馬氏乃以爲据者惑矣馬氏熟讀內經而無眞悟還雜求異說以譏毀聖經眩惑來學其罪孰大焉想馬氏漫無確見已不能闢越人無形之義又不能捨除遁有形之說首鼠兩端而不決偶於海藏論中獲前三焦後三焦之目終創出此說耳殊不知營衛生會篇與三十二難明是上中下之三焦惜乎三十一難中不明言宗氣營氣衛氣爲未得岐伯之旨按三十一難曰三焦者水穀之道路氣之所終始也所謂氣之所終始者非宗營衛而何馬氏殊不知三焦即宗營衛而宗營衛之外無別有三焦者也其六十二難

之三焦行於諸陽六十六難言三焦爲原氣之別使皆上中下之三焦也二十五難與三十八難明是手少陽之三焦（迷則影影各月，悟則花花一春）惜乎皆指爲有名而無形則以上中下之三焦混久昭昭矣愚思上中下之三焦止是一氣而已而手少陽之三焦則有府有形而非止於氣也素問靈蘭祕典論謂三焦者決瀆之官水道出焉靈樞本腧篇岐伯曰少陽屬腎腎上連肺故將兩藏三焦者中瀆之府也屬膀胱是孤之府也又謂三陽大小腸皆上合于手之三陽正以三府體皆居下而上合於手可見大小腸皆有形而三焦獨無形乎 三焦所以獨無形而異于諸府者以屬相火也馬氏不先求相火爲何物而徒尋求諸三焦是舍其本而逐其末也故知上中下之三焦止是一氣而不知無形有手少陽有形之三焦矣若欲知其義則還詣於越人之處懺悔焉

又玩本藏篇有腎合三焦等語是皆言手少陽之三焦也其與上中下之三焦何嘗相涉歷觀古今諸賢自越人以來鮮知此義皆不通考內經故也惟李東垣究心于此事難知集問三焦有幾者二段其一曰手少陽者主三焦之義也又引靈樞經曰三焦者太陽之別也並太陽之正入絡膀胱約下焦是知三焦有二也 東垣之左道不足必責若馬氏註樞素難三典

而反襲東垣之非者何也今考本腧篇有此語其所謂二者不及上中下之三焦則繆矣其後又論三焦仍有手足三焦之議既而又混入上中下之三焦有如霧如漚如瀆之說惜乎又以手足三焦勉強附會是欲闡內經而內經之義未融明越人而越人之說仍在也今議此事難知文前後參差端緒紛紜似隨意從筆而記者不見歸著之處不知馬氏何因以為据至其以前三焦立說似得上中下三焦之義以後三焦立說似得手少陽三焦之義然不能遍考內經而析言之是誠有遺憾矣東垣不能通考內經而析言之者止于履霜馬氏能遍考內經而析言之則堅冰既至按手少陽三焦當

從臕上中下三焦當從焦然而皆謂之三焦者何也益焦字從火滑氏謂是腐熟之義則上中下之三焦當從焦字為妥且以三部而得名也手少陽之三焦其決瀆之功與膀胱等又與上中下之焦同功故因此而得名耳然不曰下焦而曰三焦者以其名之全而不偏也君子惡而知其美此二句說得正矣可敬可玩況經典中多有名同而實異者如腹中論之伏梁陰陽別論之息賁根結篇之命門俱與難經不同豈得以一頂三焦同名而無所別乎且手小陽三焦之焦字當從膲從肉故也故經脈篇有心主手厥

陰心包絡之脉歷絡三膲等語奈何大惑篇又有邪氣閉於上膲則又是上中下之上焦矣根結篇有毛膝夭焦則枯焦之焦又從肉也盖古字多有假借及後世傳寫之誤耳固哉馬氏之解經也不察其大義而拘拘乎字畫偏傍之末其言焦字當從肉欲以徵於三焦之有形也盖三焦之形腸胃等篇所無而馬氏以徐遁之言補內經之闕二項之三焦聖人所未嘗言而馬氏以東垣之言補軒岐之闕以杜撰馬氏家藏之濫內經愚又思人身本無二氣手少陽既合右腎則資腎間動氣以出下氣海以達于上中下之三焦者未必不然人欲雖蝕既之然本體之明則有未嘗息者馬氏由此以自反求則知三焦之眞殆有日矣惜乎但將二項合而爲一於理有妨惟

高明者其裁斂不得已之意見乎言外馬氏乎可愍而不可攻幸有高明孫生生者能裁斂之是以之辨也畧

又按内經謂心主與少陽爲表裏又謂少陽合腎則右腎一部當知手少陽三焦與厥陰心包絡之脉何後世診脉者未嘗有言及此何也蓋越人既以右尺爲命門而叔和脉訣又有右肺大腸脾胃命之説並不言及有心主少陽之脉故致後世之不能明此義也且愚思心主之所以居右尺者何也素問靈蘭論謂心爲君主之官靈樞邪客篇謂心爲五藏六府之大主故六氣運行其餘氣不加

於君火而絡脉之行亦不假於支授正以包絡之脉即心主之脉遂稱之曰心主此經出入屈折行之疾徐皆如手少陰心主之脉故有邪者包絡受之而治病者亦治包絡而已此義俱見邪客篇故君火面北而正其位于南居于左寸相火面南而正其位於北居于右尺若言午者君火之正位故心居于南方之左寸則正矣但如此則於心主相火居北方之義遂難通乃牽強而爲言愈強愈僻矣夫君南面而臨臣北面而朝今君火反面北相火反面南固已倒置矣謂之正其位而可哉馬氏嘗引銅人文云細筋與心脈相連者心包也其藏既在上而其脉反在尺者何也又云此經出入屈折行之疾徐皆如手少陰然則脉亦當同診之左寸而反在右尺者何也火性炎上反在尺部者何也手三焦應診之右尺

抑上中下之三焦亦於何部診之乎陰陽應象論曰水火者陰陽之徵兆也則心主之居右尺者宜矣經意蓋言水火有象可以觀陰陽之徵兆也與心主在右尺者其義絶不相渉也且五藏皆一物而腎獨有兩以北方之物者有兩程可久曰北方常配二物故惟坎加習於物爲龜爲蛇於方爲朔爲北於太玄爲罔爲冥腎與睾丸皆有兩而其府亦有兩也此一條卽滑伯仁難經本義之文與上件所論卽浮滑矣唯最後一句一唱三歎人唯知腎有兩枚而不知府亦有兩馬氏獨知之善哉

〇生生子曰赤水玄珠馬氏曰手少陽三焦焦當作膲是有形物也上中下之三焦焦字從火謂能腐熟水

穀變化也按焦字亦不一背腧篇有云肺腧在三焦之間心腧在五焦之間是以焦字作椎字看也椎槌也節也斯上中下之三焦亦是以地段三停而言如云上中下三節也焦膲同用如藏臟同用也不必拘從火從肉但觀上下文義何如而推馬氏之意不過謂從肉則是有形從火則是無形蓋爲有形無形生疑也馬氏曰三因方云云按此言無稽不必信也蓋醫以靈素爲宗靈素不載如張仲景華佗王叔和孫思邈皆擅名古今者未有一言及此史載秦越人隔垣洞見人藏府者假令三

焦如手掌大何不言之而反曰無形之氣又觀手少陽經起止散絡亦無夾脊貫腦之說獨陳無擇言之豈無擇之神知出靈素諸公之上而操議以勝之哉愚故謂無稽之言不必信也余惟人身稟賦有肥瘠有長短有男作女形女作男形藏府亦有厚薄之不一人藏內景殆與猪相類兩腎即兩腰子兩腰子皆裹于脂膜之中間或有偏長短者不可因脂膜之垂長者便指為藏府也兩白脉自中出者正腎之脉絡爾膀胱中處腹中亦非偏于左者抑何相對若是之偶耶據云大飲而相繼安

有捨羨胃而不食從容乎有所待也此不待辯而可知若脂膜左右長短不同由人之肥瘠也且如平人之膽僅藏汁三合羨維之膽太如斗平人喉管二一通氣一通食銅人圖有載大賊歐希範之喉管有三彼陳無擇者抑信之否乎三焦既有形若是銅人圖必圖而表之華氏內照圖亦必表而出之何一陽曰世傳華佗神目置人裸形于日中洞見其藏府是以象圖俾後人準之為論治規範三國時殺人亦不少華佗之醫不可謂無精思豈有三焦如此乃遺而不之載哉何一陽又曰余先

年精力時以醫從師征南歷剖賊腹考驗藏府心大長于豕心而頂平不尖大小腸與豕無異惟小腸上多紅花紋膀胱眞是脬之室餘皆如難經所云亦無所謂脂膜如手掌大者余謂心小腸屬火故色皆赤三焦亦屬火色獨如脂膜是不可信矣

按生生子之論理義精確吾無間然矣但援據繁瑣反覺穿鑿也若夫神農嘗百艸作本艸王安道論曰生知之大聖固不待乎物物必嘗而始知也此實知聖人者也若包絡三焦聖人者未知其形之有無乃剖腹決腸反覆看檢果驗其無形而後始言之哉惟相火之藏府當不有形故聖人謂有名無形也理之當然也惟理當然也故或驗之則亦果無形矣然則何勞區區論其膜絡赤白夾脊雙關之物色乎况相火者唯是一氣耳人死則相火隨滅矣豈徒驗包絡三焦乎相火既滅之殘骸

而可得也乎愚駭太甚矣馬氏曰本藏篇云云按本藏篇論三焦者非特爲三焦有物如是也厚薄直結緩急等語爲膀胱而言也合通篇藏府配應而觀其義自見蓋五藏各有一府爲應三焦爲孤府又爲外府又爲中瀆之府按瀆者水也膀胱爲津液之府津液亦水也三焦爲決瀆之官膀胱之用也又爲腎間原氣之使以其無形故附膀胱而言之馬氏謂心火面北君道也故居寸上云云按此強合之辭也人多不思相火命名之義往往以陰火作相火看故泝洄集辨之包絡乃護心之脂膜不離于心

膻中氣海三焦之所布皆在膈上與心相近故稱曰相火以其爲君火之相也余竊謂相猶宰相輔成君德位必相近（議論大醇相火之眞獨歩絶倫古今一人）今馬氏以三焦包絡二脉診法部位無所着落而言包絡之護心與宰相之近君一也若將包絡居尺下則與心遠矣世豈有遠離于君而謂之相哉豈不背經義哉觀素問三焦包絡皆處膻中益膻中者臣使之官喜樂出焉以近心君故喜樂由之又三焦爲氣父包絡爲血母從心肺而言也是故不得而居于右尺下部也（此言三焦處膻中者獨指上焦宗氣爲言也是欲痛駁馬氏以三焦

包絡居于右火之非而不自覺其言之偏也三焦豈專處膻中哉滿腔子是三焦　又曰內經氣交變大論曰南方生熱熱生火其令熱其變淸化其災燔焫運氣五行生死順逆篇曰火主于南應夏火之爲言化也言能化萬物也六氣之中君火爲二之氣經以熱稱之相火爲三之氣經以暑稱之暑之與熱皆火令也六化篇曰在地成形在天爲氣行有五而氣有六以分君火相火之化六氣化者謂寒暑燥濕風火也乃天之元氣六氣皆有一化舉大槩也君火之化熱主春末夏初行暄淑之令而不行炎暑應君之德也相火之化暑

主夏夏之爲言大也與午同意炎暑乃行人有觸其氣者皆令氣之病也當從四時令氣之治非病機中五藏厥陽之火同治也五藏厥陽之火所致之疾當從病機之治蓋令氣之火自外而治者病機之火自内而生者内外致疾之原不同則治法當合求其所屬矣此歷舉劉溫舒之言以論天氣時令之火與五志厥陽之火不同而治法亦自別也蓋是下文天火人火之起本但至其病機之治則雖可稍議而於二火之大義非所預也故舍而不論是君相皆可以天火稱也人有十二經十二經中心爲君火包絡三焦爲相火是君相皆可以人火稱也此正二火之名而欲以駁丹溪天火人火之謬其言至切矣然

孫氏所謂天火人火與丹溪所謂者義自不同說見下故以天之六氣言則
二之氣三之氣歲歲若是爲亘古不易之常道以
人身言則心爲君火包絡三焦爲相火亦亘古不
易之定論以相火不爲龍雷之火命門不爲相火之藏而徑歸之三焦包絡脫洒於劉朱
之塵從容于軒岐之域前無古人後不恥來者是
此翁之所以獨高于諸家也可謂群雞中之孤鶴
也已予私淑諸此翁也君火相火皆有定體以裨助生生不
息之功不可一日而無故曰天非此火不能生物
人非此火不能有生舉二火之功用而還引丹溪之語以一結焉見責其短而
取其長其論自正公只其有定體三字恐微瑕之損連城也若彼肝腎雖皆有
火乃五志之淫火而非五行之正火致人疾而爲

元氣之賊不可一日而有也嗚呼崑崙磅礴之中幸有此同志之人以君相爲生生不息之火肝腎之淫火爲致疾之賊火其議論也精晰詳切其駁邪說也痛快豪壯

今丹溪不以六氣之火爲天氣而以肝腎陰火爲龍雷之火爲天火不以七情所感之火爲人火而以君火爲人火丹溪所謂人火者猶言人間日用之火卽子和謂烹飪之火是也原出乎王太僕內經註孫氏意以天火爲天地中之火人火爲人身中之火雖字義不同而論則正矣

夫肝藏血腎藏精彼謂悉具相火愚不知何所見也丹溪以血虛精耗之蒸熱爲相火故謂悉具相火也彼方藥之醫胸中素無素靈而又何所見之有

且經以君火主春末夏初二之氣以熱稱之丹溪乃謂經以暑與濕言之夫暑屬三之氣濕屬

四之氣各有主之者不與君火相須經以相火主三之氣以暑稱之丹溪乃言經以火稱之謂其暴悍酷烈于君火指爲元氣之賊大與經旨相牴牾所以然者良由認相火未眞故其立言支離多病前後自相矛盾至於君火以名相火以位之言亦不能暢條其義夫君火以名者蓋以君雖屬火然至尊無爲惟正火之名故曰君火以名此亦襲王冰之謬也然而明字之謬從名其害至微相火之謬爲陰火其害甚大相火以位者蓋相宜行火令而守位稟命故曰相火以位猶之宰相奉行君令爲職位所宜然也彼於相火之名義未

明是以相火之論未當也今不爲辨核則後之學者徒執迷其陰火爲相火之説牽認相火爲賊火不知以五志之火爲賊火其悞人也甚矣古今能悟相火之眞能知丹溪之非者獨牛生子一人耳余謂之難群之孤鶴者非耶虞華溪之明敏尚阿其所好而固護之不知責其不善實愛之之至也

吳崐曰所以謂之爲君火者以其德明不昧足以有臨也所以謂之爲相火者以其職守臣位代君有終也若君擁虛位而失其明則相火出位而越分矣是吳鶴皋註內經君火以明之文其君火以明不諳王冰以名之誤是知君火之明也在張景岳之先懸立言者至難附驥尾者稍易矣特知君火之明吳氏最先鉼哉

○李時珍曰火者五行之一有氣而無質五行皆一惟火有二二者陽火也陰火也其綱凡三其目凡十有二所謂三者天火也地火也人火也所謂十有二者天之火四地之火五人之火三也試申言之天之陽火二太陽真火也星精飛火也天之陰火二龍火也雷火也地之陽火三鑽木之火也擊石之火也戞金之火也地之陰火二石油之火也石腦油水中之火也人之陽火一丙丁君火也心小腸離火也人之陰火二命門相火也起於北海坎火也遊行三焦寄位肝膽三昧之火也純陽乾

火也合而言之陽火六陰火亦六共十二焉亦古人之糟粕等無所發明但言坎中之陽則正矣言坎火者亦固非吾之所知也諸陽火遇艸而焫得木而燔可以濕伏可以水滅諸陰火不焚艸木而流金得濕愈焰遇水益熾以水折之則炎焰詣天物窮方止以火逐之以灰撲之則灼性自消炎焰自滅故人之善反於身者上體於天而下驗於物則君火相火正治從治之理思過半矣内經逆從之治法唯謂寒者熱之熱者寒之微者逆之甚者從之未嘗專爲火熱而言王註謂人火龍火亦唯假人火龍火以喩病之微甚爾未嘗言人火爲君火龍火爲相火又未嘗言君火逆治之相火從治之也一出于後人之附會而李瀕湖亦踏襲之蓋李氏一生之精力惟在艸木金石之間故於

素難之精義未能潜心致意妄乎依樣畫葫蘆也

又曰牡丹皮治手足少陰厥陰四經血分伏火蓋伏火即陰火也陰火即相火也古方惟以此治相火故仲景腎氣丸用之伏火乃鬱熱也瀕湖以爲相火者亦劉朱之餘習也按李氏本草論人氣曰醫家所謂元氣相火仙家所謂元陽眞火一也天非此火不能生物人非此火不能有生故老人虛人與二七以前少陰同寔藉其薫蒸最爲有益是以肌表之衛氣爲相火其義自正矣與彼以龍雷伏火爲相火者迥然不同蓋李氏於相火無實見故其立論隨處而自別也

○張介賓曰天之六氣惟火有二張氏知天之六氣惟火有二而不知火惟天之六氣有二故妄於五行之火分君相誤矣君者上也相者下也陽在上者即君火也陽在下者即相火也皆言君相上下之義

者欲以相火寄在于命門之張本也夫以君相言
上下則君固上而臣固下也以二火言君相則必
不可分上下豈有相火爲宰衡之職而遠居于腎
間家下之地之理乎且張氏牽強置相火於命門
至下之地而却遺心包絡之相火在膻中至高之
分上中二焦之相火在肓膈之間者矣不知內經
百六十篇中所謂陽在下者即相火**上者應離陽**
也之義抑出于何篇無稽之甚也
在外也故君火以明下者應坎陽在內也故相火
以位說得巧矣以坎離言內外則當矣以君相言內外則乖矣蓋以相火至陽而不陰遊行而
不內也**火一也而上下幽顯其象不同此其所以有**
辨也火一也其言誠正矣然相火爲水中之火而又以上下幽顯爲言則其陰陽氷炭自相懸
隔矣豈謂之一也耶且相火或謂之畏火王炎暑遊行何以幽稱之乎**按王氏注此**
曰君火在相火之右但立名於君位不立歲氣又

曰以名奉天故曰君火以名守位禀命故曰相火以位詳此說是將明字改爲名字則殊爲不然是張氏之所以功乎聖經可敬可敬馬氏襲王氏之誤遂以明作名字而註焉吳氏雖作明字而解未能正二王氏之誤獨張氏始正王氏之誤於是聖人說君火之義乃瞭然矣此蓋因至眞要六論言少陰不司氣化故引其意而云君火不立歳氣殊不知彼言不司氣化者言君火不主五運之化非言六氣也如子午之歳上見少陰則六氣分主天地各有所司何謂不立歳氣駁得喫緊精切矣若知君火不主五運之化則何於五行有形之火敢分君相之狀不思之甚也且君爲大主又豈寄空名於上者乎以致後學宗之皆謂君

火以名竟將明字滅去大失先聖至要之旨夫天人之用神明而已惟神則明惟明則神天得之而明照萬方人得之而明見萬里皆此明字之用誠天地萬物不可須臾離者故氣交變大論曰天地之動靜神明爲之紀生氣通天論曰陽氣者若天與日失其所則折壽而不彰故天運當以日光明此皆君火以明之義也又如周易說卦傳曰離也者明也萬物皆相見南方之卦也聖人南面而聽天下嚮明而治蓋取諸此也由此言之則天不時人事無不賴此明字爲之主宰而後人泯去之其失

爲何如哉不得不正論得明字甚分曉又按君火以明相火以位雖註義如前然以凡火觀之則其氣質上下亦自有君相明位之辨凡火者日用之火也固有氣質上下之辨而决不可分君相也惟分君相矣故天言六氣惟是一火矣故地言五行張氏未知天有二火地無二火之義也説見槩聖篇蓋明者炎也火之氣也位者形也火之質也相火經謂遊行之火又謂有名無形豈得以形質言之哉故以形質解相火之位則非聖經之本旨張氏誤於五行之火分君相乃以相火爲有形質之火反以君火爲無形之氣其大本全乖戾矣安乎無所往不顚離也所謂相火以位余別有解見考證篇本文下如一寸之燈炎被滿室此氣之爲然也盈爐之炭有熱無焰此質之爲然也君火豈無熱乎無熱則非火相火豈無炎乎無炎焰則非火心小腸

形狀儼然豈唯以氣言乎君火包絡三焦有名無形主遊行出入而遍行三焦氣豈以無形與有質言相火乎**夫焰與炭皆火也然焰明而質暗**經曰少陰所至為太火府又曰少陰司天其化以熱又謂少陰少陽同候由此則君火何唯明而無熱邪經曰少陽所至為蕃鮮少陽所至為炎亢顯為形雲又曰少陽間氣為明化又曰歲少陽在泉火淫所勝則焰明郊野由此則相火何暗邪**焰虛而質實**經曰少陽所至為飄風為羽化相火何質**焰動而質靜**巍巍乎九重之內無為而明者君之德也若君動而相靜君勞而相逸亂之兆也君火息矣動乎惟以動言君火則如天蒙塵于四境驗馳千八紘流連荒亡而謂之君德歟經曰火遊其間又曰少陽所至為行出為炎暑為羽化為飄風燔燎為驚躁瞀昧暴注瞤瘛暴病暴死少陽司天其主暴速其發機迷相火何離之有**焰上而質下**火氣炎上故二火俱屬于手經何下之有且此云上下者就一火之中而分上下也豈心腎君相相隔之理耶但劉朱之言先入而

主于其心胸故必欲將君相屬心腎牽強辯說而不自覺其言之有妨礙也讀之亦不知其非者無目者也

以此證之則其氣之與質固自有上下之分亦豈非君相之辨乎是以君火居上為日之明以昭天道故於人也屬心而神明出焉相火居下為原泉之溫以生養萬物故於人也屬腎而元陽蓄焉

不絕之論卑陋極矣夫論相火不言包絡三焦而專言腎腎屬寒水而反主夏月炎暑之相火則是陰陽混亂天地易位寥廓宇宙一成至陰之冰寒地獄也又以生養萬物四字解相火之為茂化為長化為蕃鮮殊不知水中之元陽為原泉之溫以生養萬物者實是冬月伏陽成春升生發之基也與彼三之氣炎暑之令長養萬物者全不相涉也且相火之王遊行出絕不可以蓄焉言苟失其本原則無往而不便窒矣轉候鹹諱使人嘔穢可惡可惡

六氣之序君火在

前相火在後前者肇物之生後者成物之實成物之實秋金之令也非相火之用若言成物之長則正矣所謂在水中為原泉之温者是資始資生也相火主小滿終大暑六十日也豈以成物之實耶冐甚矣而三百六十日中前後二火所主者止四五六七月共一百二十日以成一歲化育之功此君相二火之為用也已言原泉之温元陽藹焉予亦知相火之主夏暑耶且吾聞之軒岐之言云君火二之氣主自二月中至四月中六十日八十七刻半相火三之氣主四月中至六月中六十日八十七刻半未聞至六七月蓋其意欲以實於成物之實之言也執拗至矣愈可惡或曰六氣中五行各一惟火言二何也曰天地之道陰陽而已陽主生陰主殺使陽氣不充則生意終於不廣故陽道實陰道

虛陽氣剛陰氣柔此天地陰陽當然之道且六氣之分屬陰者三濕燥寒是也屬陽者二風熱而已使火無君相之化則陰勝於陽而殺甚於生矣此二火之所以必不可無也已下二條雖不知相火之眞而獨知相火之用理義精微議論正公能發前人之未發也彼已以人身之相火在于腎則天之相火亦必在水中若是則火孤居于六氣之一而屬陰者爲四也又矛盾矣若因惟火有二僞謂陽常有餘而專意抑之則伐天之和伐生之本莫此爲甚張氏之明敏發此妙論而猶牖在于劉朱龍雷之火坑惜矣乎

又曰難經述靈素而作爲諸家之最先因其頗有謬誤遂起後世之惑三千年來無敢違背而後世

之疑莫可解救蝙蝠倒懸于簷下笑人之倒行夫三焦者五藏六府之總司包絡者必陰君主之護衛也而二十五難曰心主與三焦爲表裏俱有名而無形若謂表裏則是謂無形則非夫名從形而立若果有名無形則內經之言爲鑿空矣張氏素不知相火故以三焦包絡之無形爲難經之謬夫難經雖出乎越人而其原實出乎軒岐故或謂之黃帝八十一難經蓋越人之時去古未遠古經之存者亦多漢書藝文志仲景傷寒論序叔和脉經等所載及抱朴子所錄之醫經不傳于今者亦多何得以世傳殘缺之樞素無所見而遂謂難經之謬乎且難經所引經文今之內經所不載者亦多矣張氏井蛙之見敢輕毀聖經多見其不知量也其奈叔和啓玄而下悉皆宗之而直曰三焦無狀空有名自二子不

能辨此後孰能再辨及至徐遁陳無擇始創言三焦之形云有脂膜如掌大正與膀胱相對有二白脉自中出夾脊而上貫於腦予因徧考兩經靈樞本輸篇曰三焦者中瀆之府水道出焉屬膀胱是孤之府也本藏篇曰密理厚皮者三焦膀胱厚麤理薄皮者三焦膀胱薄以及緩急直結六者各有所分論勇篇曰勇士者目深以固長衡直揚三焦理横怯士者目大而不減陰陽相失其焦理縱決氣篇曰上焦開發宣五穀味熏膚充身澤毛若霧露之溉是謂氣中焦受氣取汁變化而赤是謂血

營衛生會篇曰營出於中焦衛出於下焦又曰上焦出於胃上口並咽以上貫膈而布胸中中焦亦並胃中出上焦之後泌糟粕蒸津液化精微而爲血以奉生身故獨得行於經隧命曰營氣下焦者別廻腸注於膀胱而滲入焉水穀者居於胃中成糟粕下大腸而成下焦又曰上焦如霧中焦如漚下焦如瀆素問五藏別論曰夫胃大腸小腸三焦膀胱此五者天氣之所生也其氣象天故瀉而不藏六節藏象論曰脾胃大腸小腸三焦膀胱者倉廩之本營之居也其在心包絡則靈樞邪客篇曰

心者五藏六府之大主其藏堅固邪弗能容容之則心傷心傷則神去神去則死矣故諸邪之在於心者皆在於心之包絡凡此是皆經旨夫既曰無形矣何以有水道之出水出一因于氣化下焦之衛氣升蒸如雲霧水出于高原能降而作雨乃有水道之出也若膀胱之有形唯蓄聚灌注焉耳然則水道之出何必由于形乎又何以有厚薄緩急直結之分三焦膀胱一府二名蓋三焦無形故寄位於膀胱即膀胱之厚薄緩急直結也詳義見覈聖篇及考證篇本文註又何以有曰縱曰橫之理是直指三焦腠理之縱橫詳見考證本文註又何以如霧如漚瀆及謂氣謂血之別曰霧曰漚曰瀆曰氣曰血皆無形之謂唯是氣而已矣心主亦曰無形矣則代心而受邪者在

於心之包絡使無其形又當受之何所即此經文有無可見包絡經雖無明文而前輩謂包心之絡膜蓋藏而僅爲包心之絡膜則不似諸藏有實形豈得謂有形耶亦相火之氣而寄位於脂膜已猶三焦寄於腠理也且心包絡或以膻中而言亦無形矣按靈樞腸胃等篇及四十二難曲說藏府咽肛之形狀度量斤兩甚詳并未嘗說三焦包絡若五色篇說藏府肢節等之外候見于面部各有部分而三焦包絡亦不與焉蓋以內無實形定位則外亦無候之應處也夫難經者爲發明內經之難故曰難經而難經實出於內經今內經詳其名狀難經言其無形將從難經之無乎抑從內經之有乎夫所謂三者象三才也際上極下之謂也三焦象三才其義精當矣然際上際下之三焦何以獨候于右十八張氏未脱於所謂下之三焦之舊習所謂

焦者象火類也色赤屬陽之謂也三焦色赤未考其所出若決氣
篇所謂中焦受氣取汁變化而赤者指血言也其
餘樞素難經未見其說張氏豈有所據俟異日之攷
今夫人之一身外自皮毛內自藏府無巨無名無
細無目其於腔腹周圍上下全體狀若大囊者果
何物耶且其著內一層形色最赤象如六合總護
諸陽是非三焦而何此是張氏自家之三焦所謂大囊者實出于虞天民脂膜
之說其脂膜大囊者與內經所謂腠理何以異唯
更添蛇足而已蓋三子之命名不同者由不識難
經無形之說而強就無中認有屋下架屋
也然知三焦之眞者於諸子中特見二子如五癃
津液別篇曰三焦出氣以溫肌肉充皮膚固已顯
然指爲肌肉之內藏府之外爲三焦也此經文明三焦之

出氣所謂出氣者即上中下出宗營衛三氣也難經所謂通行三氣是夫三氣之通行也外自皮毛內至藏府其煦呴灌溉一出乎三焦之溫充焉即是相火也即是有名無形也奚翅肌肉之內藏府之外而已哉又何大囊之郛郭而已哉嗚呼太囊之說雖近似於內經腠理之義而其論非理則是矣其悟非佛則是魔又如背腧篇曰肺腧在三焦之間心腧在五焦之間膈腧在七焦之間肝腧在九焦之間脾腧在十一焦之間腎腧在十四焦之間豈非以軀體稱焦乎惟虞天民曰三焦者指腔子而言總曰三焦其體有脂膜在腔子之內包羅乎五藏六府之外也此說近之第亦未明焦字之義而脂膜之說未免又添一層矣虞氏添一層張氏復豐其層至其相配

表裏則三焦爲藏府之外衛心包絡爲君主之外衛猶夫帝闕之重城故皆屬陽均稱相火而其脉絡原自相通允爲表裡妙矣哉論也靈樞經脉篇曰心主手厥陰之脉出屬心包絡下膈歷絡三焦手少陽之脉散絡心包合心主素問血氣形志篇曰手少陽與心主爲表裡此固甚明無庸辨也此内經一陰一陽之定耦初無命門三焦表裡之説亦無命門之名唯靈樞根結衛氣及素問陰陽離合等篇云命門者目也此外並無左右腎之分亦無右腎爲命門之説而命門之始亦起於三十六難曰

腎有兩者非皆腎也左者爲腎右者爲命門命門
者精神之所舍原氣之所繫男子以藏精女子以
繫胞王叔和遂因之而腎與命門倶出尺部以致
後世遂有命門三焦表裡之配而内經實所無也
議論精確可以爲後生之準則然非命門三焦表
裡之説而其波及于越人叔和者亦過矣蓋命門
三焦表裏之説始乎正理論而王太僕誤載之内
經註其原恐由于誤讀脉經名曰三焦四字矣實
非出乎叔和也説見余命門三焦表裏辯及考證
篇脉經條張氏又疑男子藏精女子繫胞獨在右
腎是亦張氏未知火之用在左水之用在右氣者
有餘于火形者有餘于水之理也解在槩聖篇中
此不更饒舌焉
劉河間草創龍雷火之説而相火之旨微矣朱丹
溪因以潤色之然後相火成寒灰矣上戻聖旨下
誤後學千古之罪人也馬玄臺註靈素難經尚未

得罪其非反以難經爲謬張景岳亦註內經有大
功于軒岐其見遥出乎馬氏之上而又蹈其誤遂
以越人爲軒岐之罪亦千古之罪人也此編於諸
子中特痛責四子者一貶俗儒之罪一攻成非之
罪以示來學也二子非於越人而余亦非於二子
後來又必有非於余者意彼此同一是非人間比
看成
甫

○李梴醫學入門曰五行惟火有二一心爲君火一身
之主腎爲相火遊行於身常寄肝膽胞絡三焦之
間又膀胱爲民火亦屬於腎荒唐不經之甚不足
論辨意二火已爲三
恐後世又更傳會幾火實吾道之魔魅也甚哉此說
非始于李氏必有其所出而余未能究其原嘗見
鍾離雲房語呂純陽有君火臣火民火眞火之目
自是修煉家之說而不與吾軒岐之旨同也按繆
希雍本艸經疏曰命門眞陽之火即先天之元氣
道家謂之君火膀胱者濕熱濁陰之水滲爲小便

道家謂之民火蓋繆氏風水占穴 此皆天賦不可
之徒何定責於軒岐之精義哉
無者若五志之火則由於人是以內傷火多外感
火少傷寒翕翕蒸蒸之熱抑自孰處來乎一是二
火之繆發耳〇余初成此編未獲李氏民火
之說以請校於風竹兄兄一覽卽謂何不採李氏
民火之說乃以補之嗚呼識見之不博搜索之不
備其遺漏奚獨民火之說
乎更以俟于同志之人

二火辨妄卷之上

二火辨妄卷之中

芳北山樵隱惝益慄甫 著

男 玄惝者甫 叅

津南 江 若水兼通 校

槃聖篇第二

妄已辨矣又不可不開示其眞故次以此篇楊子曰參差不齊一槃諸聖此篇一槃諸素靈難經焉讀者莫以其異於諸家而爲己一家之私言矣

龍雷火論

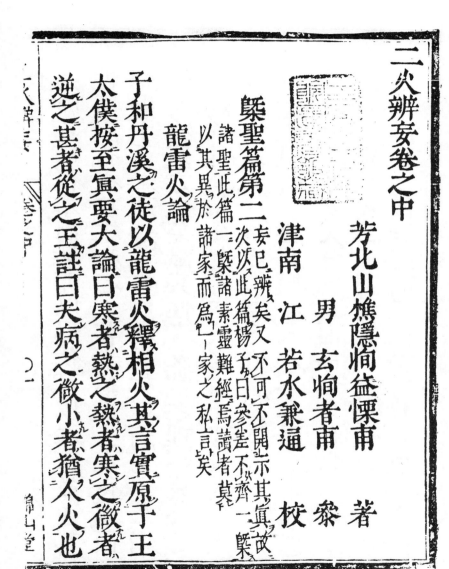

子和丹溪之徒以龍雷火釋相火其言實原于王太僕按至眞要大論曰寒者熱之熱者寒之微者逆之甚者從之王註曰夫病之微小者猶人火也

遇艸而焫得木而燔可以濕伏可以水滅故逆其性氣以折之攻之病之太甚者猶龍火也得濕而焫遇水而燔不知其性以水濕折之適足以光焰詣天物窮方止矣識其性者反常之理以火逐之則燔灼自消焰光撲滅王氏之言止于此是假人火龍火以喩病勢之微甚未嘗言以人火爲君火龍火爲相火也葢君相者天人本然固有之火也與病熱微甚之火豈同日而語哉若龍雷屬東方風木故能生火然而龍雷非自有火借天之亢陽炎熱而後方能發火當其伏蟄之時天令凝寒豈

能得自發火乎雖夏月方其不震不鼓之時亦未見有火而常自焚爍矣人唯以其見於驟雨澍注之間名爲陰火夫太陽之生火也豈獨龍雷哉如火鏡水精皆能生火日者太陽之精氣也雖自有火而非假物則不能成質故其炎景雖炎暑熾烈而不能燒物是唯氣而無質也一觸於龍雷火鏡水精等陰物則氣質俱備乃能燒物是假陰氣而始成質也夫在天爲六氣在地爲五行故天有二火地無二火一降于地而成質則龍火也雷火也火珠之火也鑽木之火也戛石戛金之火也同一

火而燒物亦同且皆可以水消也若龍火吾未得
見之如雷火往往燒木焚家親見以水救滅之也
豈有焚物薪傳之火而不可以水消滅之之理乎
其言以火逐之則燔灼自消者恐鑿空之甚也葢
火珠之取大陽火也冬夏皆可得焉但使龍雷常
在焉則冬天亦能發火然以其隱顯有時遇冬天
則不能作聲發火然則龍雷非自有火必假天陽
而生也且經所謂微甚逆從者通治也不專爲病
熱而言王氏所謂人火龍火亦不爲君火相火而
言假以形容於微甚逆從之治也由此觀之以龍

雷火爲相火實出于張朱二子之私言也明矣惟
以龍火爲相火以火逐之能滅則治相火之病亦
當必用熱藥而諸子所用治相火之藥必硝黃芩
連知栢門冬地黃之屬而已言行何相乖耶果天
以相火之權專委任于龍雷則扇熾之風蜥蜴之
黿亦天假獸蟲之手然後能成造化之功乎
又按所謂龍雷火者即六十花甲中霹靂火爐中
火天上火之類也已以此解相火者殆遁甲六子
之末技而豈古聖論陰陽六氣之本旨哉嘗聞之
浮屠氏天台止觀云如木生火水不能滅還用火

滅荆溪弘决引大論云雲中起火以龍力故水不能滅以火照之其火則滅又云若心著善破者則易若心著空破者則難是故著空還須有破如火起洲中得水則滅若起水中無物能滅是故還須以火滅之陸佃埤雅曰内典云龍火得水而熾人火得水而滅乃知王太僕因浮屠言而為說也余嘗一日侍于丹水先生談及于此先生曰雷火在空中無跡可求若一至焚物則凡火耳當以水滅之嗚呼吾師之見敻在天台啓玄之上余於是始悟天有二火地無二火也

陰火論

火也者陽也而有以陰稱者李時珍曰五行皆一惟火有二二者陰火陽火也天之陰火二龍火也雷火也地之陰火二石油之火也水中之火也人之陰火二命門相火也三昧之火也此外又有蕭丘之寒火澤中之陽焰野外之鬼燐金銀之精氣此皆似火而不能焚物者也楊用修丹鉛錄云陰火者易澤中有火素問云澤中有陽燄如火烟騰騰而起于水面者是也蓋澤有陽燄乃山氣通澤山有陰靄乃澤氣通山文選海賦陰火潛然唐顧

況使新羅詩陰火暝潛燒是也東坡遊金山寺詩云是時江月初生魄二更月落天深黑江心似有炬火明飛燄照山栖鳥驚悵然歸臥心莫識非鬼非仙竟何物註引物類相感志山林藪澤晦暝之夜則野火生焉散步如人秉燭其色青異乎人火劉須溪批云龍也非是坡公西湖詩又有湖光非鬼亦非仙之句與此可互證按瀕湖升菴之言俱言野澤湖海之間有燄炎似火而其氣寒或雖熱而不能焚物名曰陰火也以人身言之東垣飲食勞倦論曰飲食失節寒溫不適則脾胃乃傷七情

勞役過度而損耗元氣既脾胃虛衰元氣不足而心火獨盛心火者陰火也起于下焦其系繫于心心不主令相火代之相火下焦包絡之火元氣之賊也脾胃氣虛則下流于腎肝陰火得以乘其土位陰火上衝則氣高而喘氣煩熱爲頭痛爲渴而脉洪大丹溪曰凡氣有餘便是火氣從臍下起者陰火也此東垣丹溪以煩熱虛火起于下焦指爲陰火也王安道曰陰火二字素問靈樞難經未嘗言而東垣每每言之素問止有七節之傷中有小心二句而劉守眞推其爲命門屬火不屬水引仙

經心爲君火腎爲相火之說以爲之證然亦不以陰火名之是則名爲陰火者其東垣始與竊意內熱之作非皆陰火也但氣有鬱則成熱耳雖曰心爲君火君不主令然素問所叙諸病之屬熱者甚衆皆君火病也豈君火不能爲病而直欲純歸之於陰火乎安道之論足以破從前之惑矣王氏全書不可得而見唯看泝洄集一書以想其人實異世同志之人耳蓋若相火在天爲遊行之火在六步主三之氣之炎暑在人屬包絡三焦經旨照然矣豈得以陰火稱之乎從劉張李朱之言出以相

火爲水中之火爲龍雷之火爲肝腎之火遂以陰火稱之豈不繆邪但素問所謂陽厥者亦非可以陰火稱實楊愼之杜撰也余別有解在内經紀中

命門屬相火與三焦爲表裏辯

滑伯仁曰虞庶云諸家言命門爲相火與三焦相表裏按難經止言手心主與三焦爲表裏無命門三焦表裡之説夫左寸火右寸金左關木右關土左尺水右尺火職之部位其義灼然於乎如虞氏此説則手心主與三焦相爲表裏而攝行君火明

矣三十六難謂命門其氣與腎通則不離乎腎也其習坎之謂歟手心主爲火之閉位命門則水之同氣歟命門不得爲相火三焦不與命門配亦明矣虞氏之說良有旨哉諸家所以紛紛不决者蓋有惑于金匱眞言論王註引正理論謂三焦者有名無形上合手心主下合右腎遂有命門三焦表裏之說夫人之藏府一陰一陽自有定耦豈有一經兩配之理哉夫所謂上合手心主者正言其爲表裏下合右腎者則以三焦爲原氣之別使而言之爾知此則知命門與腎通三焦無兩配而諸家

之言可不辨而自明矣若夫診脉部位則手厥陰相火居右尺之分而三焦同之命門既與腎通只當居左尺而謝氏據脉經謂手厥陰即手少陰心脉同部三焦脉上見寸口中見於關下焦與腎同也前既云初不以左右腎分兩手尺脉矣今如脉經所云則右尺當何所候耶滑氏之言可謂能知經意者也於其脉候部位則雖未盡善而格命門爲相火與三焦相表裡之非其論尤精確矣按三十六難曰藏各有一耳腎獨有兩者何也然腎兩者非皆腎也其左者爲腎右者爲命門命門者諸

神精之所舍原氣之所繫也男子以藏精女子以繫胞故知腎有一也三十九難曰五藏亦有六藏者謂腎有兩藏也其左爲腎右爲命門命門者精神之所舍也男子以藏精女子以繫胞其氣與腎通故言藏有六也越人之言止如此未嘗言命門屬火況相火乎而後世諸子妄添足續貂爲所謂命門屬相火其意不過乎陰陽互藏坎含陽爻之理而已吾聞之陰中有陽陽中有陰陰陽互胎于子午中未聞水中有火火中有水抑出乎何典也所以名之命門者人之生命出入之處生生不息

之原氣也腎之兩枚左爲陰位右爲陽位故左爲腎水中之陰也右爲命門水中之陽也此之謂陰陽互根也腎中果有火則心中必有水是必無之理也矧相火者炎暑之火也豈有寄居于水中之理耶於戲虞庶之說幸不泯而滑壽又和之可謂空谷之跫音也蓋命門三焦表裏之說其惑實出于難經八難難曰諸十二經脈者皆係於生氣之原所謂生氣之原者謂十二經之根本也謂腎間動氣也此五藏六府之本十二經脈之根呼吸之門三焦之原一名守邪之神故氣者人之根本也六

十六難曰臍下腎間動氣者人之生命也十二經之根本也故名曰原三焦者原氣之別使也主通行三氣經歷於五藏六府讀者胸中素蓄命門屬相火之邪說偶見言腎間動氣者三焦之原也三焦者原氣之別使也乃謂命門與三焦爲表裏矣豈知難經但言腎間動氣未嘗言右之命門耶夫腎間動氣者人身生命之根本也故不唯三焦之所出而五藏六府十二經脈皆以此爲根本也然獨三焦能主持諸氣故專主通行三氣經歷於五藏六府也其原氣之別使者腎生氣三焦能司

其氣也若以其所本而謂之為表裏則五藏六府十二經脈皆與腎為表裏何獨三焦之一府哉虞天民曰內經以心包絡為藏配合三焦而為六藏六府總為十二經也其兩腎本為一藏初無左右之分越人始分之亦未嘗言其為相火之藏王叔和始立說以三焦合命門為表裡夫命門為相火之藏合三焦為表裏王叔和亦未嘗言之後世末學誤讀脈經之所致耳余於考證中詳辨之今亦舉其槩而論之按脈經曰心部在左手關前寸口是也合於上焦肝部在左手關上是也合於中焦

約文腎部在左手關後尺中是也足少陰經也與足
太陽爲表裏以膀胱合爲府合於下焦在關元左
全文肺部在右手關前寸口是也合於上焦脾部在
右手關上是也合於中焦約文腎部在右手關後尺
中是也足少陰經也與足太陽爲表裏以膀胱合
爲府合於下焦在關元右左屬腎右爲子戸名曰
三焦全文叔和之言止若此其左右兩尺俱曰腎部
俱曰足少陰經也俱曰與足太陽爲表裏以膀胱
合爲府合於下焦未見其言命門屬相火與三焦
相表裏矣其曰左屬腎右爲子戸此乃難經左爲

腎右爲命門之變文以結兩尺腎部也名曰三焦
四字通結上文兩手寸口合於上焦兩關上合於
中焦兩尺合於下焦也讀者不能詳上下照應之
所在妄將此句特屬于右尺遂言叔和以右腎合
三焦又屬相火也然則此說元不出于叔和而正
理論始作俑矣若張介賓曰三焦包絡爲表裡此
内經一陰一陽之定耦初無命門表裏之說十二
經之表裏陰陽固已配定若以命門而再配一經
是腎藏唯一而經居其兩必無是理至其論診脈
部位謂三焦雖當候於上中下然經曰腎合三

焦膀胱也今腎脈候於兩尺是三焦亦當候於尺但膀胱屬水故候於左三焦屬火故候於右其既言無命門三焦配合之理而却候三焦於右尺何也經曰尺外以候腎尺裏以候腹中又曰下竟下者少腹腰股膝脛足中事也脈經曰腎部在左右尺中是也膀胱為府合於下焦可見兩尺候下焦即三焦也若寸候上焦關候中焦尺候下焦之外又別候三焦於右尺則亦馬玄臺所謂兩三焦也非經旨矣張氏亦未知三焦之過耳或曰靈樞明謂腎合三焦膀胱難經亦曰三焦者原氣之別使也

由此觀之則三焦命門表裏也確矣吾子何更惑

曰大凡藏府之表裏者五行之同氣相合也肝膽同屬木而表裏相合心小腸君火相合包絡三焦相火相合脾胃同土肺大腸同金腎膀胱同水各相表裏是也其三陰三陽經者標本中相合而爲表裏也風木爲本厥陰爲標中見少陽故厥陰少陽相爲表裏君火爲本少陰爲標中見太陽故少陰太陽相爲表裏濕土爲本太陰爲標中見陽明故太陰陽明相爲表裏豈有少陽相火之三焦與少陰腎水之命門爲表裏之理乎其已非五行同

氣之表裏又非陰陽標本之表裏最屬不經矣但經所謂合于腎之三焦特指下焦而言也於槩聖篇中反覆論之蓋耳學膚見之徒目不見樞素之墳典心不解軒岐之聖旨唯聞三焦之氣出乎腎原輙謂三焦與命門爲表裏後人應聲而相和如侏儒之立觀堵不可不辯也或曰三焦固相火也其氣出于腎間原氣命門者腎中之陽也其氣相合而同屬相火不亦宜乎曰腎間動氣者藏府經脈之根本也苟由其所出以推其本則腎一藏謂屬木屬火屬土屬金而可也何獨相火哉水者天

一之本元萬物之原始所謂先天之氣也故藏府百骸莫不皆以此爲之甚也然不可以三焦出乎腎而言腎即相火也譬如腎雖爲呼吸之門而必待乎肺然後吐納焉五藏各有精而必藏乎腎然後輸寫焉脾胃釀水穀之精微而必注乎心然後成血矣吁鑽燧得火遽言燧即火則可也乎

或問二十八條

君相二火之名自王太僕內經註解不明而後之論者不得其義遂使劉河間張子和李東垣朱丹溪四家之邪說紛然起矣近代諸子釋經作論不

氐之其人而大槩多出于其門故尊信四家過乎軒岐終至于議先聖擯古經昏昏冥冥幾百千歲吾道之厄莫甚于此是無他不深考聖經之旨而肆立一家之私言故也今吾獨欲挽回千歲之流弊而以復于軒岐之舊者豈好訐以為直者哉蓋古今所以失其義者乃由不知二火之名義與火所以有二之理也請先詳悉火所以有二而後及其名義夫天者積氣也地者凝形也故天有六氣之運化地有五行之成形行五而氣六者以火有君相也天主氣氣即陽也故天有餘于陽是以二於

火也地主形形即陰也故地有餘于陰是以無所往而非水也然而火之有二也其實未嘗不一蘊然而明寂然而熱無為而常者君火也遊行而暴營運而炎就其所發之位而見者相火也言其位則君臣言其象則體用要之同是一氣也二火分而三陰三陽之氣立於是乎火乃得居乎六氣三分之一此蓋所謂陽常有餘也天雖有二火而地之水無二名故大而河海江湖小而井泉池瀆同一水而無二名況五行之火而豈有二名耶張介賓未達此義乃以日用之火強分君相其象則雖

有體用之分而奈五行之火無可分爲二之理何余故斷曰天有二火地無二火天有二火地無二水也至若其名義則巍蕩乎九重之內高明乎萬物之上出震嚮離無爲而無不爲渾厚而無不照者君之德也太陽之懸于天也高明至尊實爲相似故名君火其標少陰其令暄淑在人則心小腸屬焉稟命施令以補袞職之闕出政執令以致爕理之功教化刑賞莫遠而不流老弱寡鰥無一而不安者相之職也太陽之餘烈爲熱爲暑庶物之生長能榮能茂雖日炎不照之地陽氣不旺之時

能遊行運化以布君火之化其職亦實相似故名相火其標少陽其令炎暑能斡旋三陽開闔之樞把握上下通會之柄在人則包絡三焦屬焉後人失其名實強以相火爲龍雷之火在人則謂寄在腎以擅藏精繫胞巧技生息之權是則非火之相而水之相也謂之相水可也人能據其名而求其實則庶乎見二火之眞猶指諸掌已

或曰君火之爲日其義何出也曰經曰君火以明又曰相火之下水氣承之君火之下陰精承之是益以陰精對君火則君火之爲陽精可推而知矣

夫陽精之明者取象於天則非日而何是以張介賓曰生氣通天論謂陽氣者若天與日天運當以日光明此即君火以明之義也但六氣皆氣而無形之可見也惟君火取象於物則日可以當之

或曰君火即日也其象可得而見若相火者其在天地之間果為何物也曰相火氣而已矣何以有形蓋君火之餘氣陽氣之餘烈滑伯仁所謂火之間位者是也有時而出沒隨處而遊行竟無形之可見唯有象之可察此之謂相火也曰相火無形出乎何典曰出乎難經曰三焦包絡俱有名而無

形乃知天之相火亦有名無形也但當就其所發
之氣所在之位而見之
或曰吾子論相火獨異于前人以爲君火之餘氣
不知其義出于何典曰古人以龍雷火爲天之相
火以腎中之元陽與陰虛之病熱爲人身之相火
夫相火爲六氣之一則天人固有之火也豈得以
龍雷暫起之火與陰虛病邪之熱言之哉蓋相火
主三之氣而行炎暑抑不知腎中之元陽者而有
能行炎暑之令耶吾聞少陽相火在天氣則居濕
土之後在六歩則居濕土之前在人身則應心主

三焦未聞其在水中又聞相火遊行于三才之間未聞其潛于水中且地在天中無所憑大氣舉之六氣六入而萬物化生焉安有六入化生之六氣借龍雷之火扇嘯之風而作用耶按相火之說內經本無明文越人仲景皇甫謐王叔和之書亦無明解而余獨比類擬議以成此說者其理一原內經是以其於靈素難經仲景叔和之言無往而有所窒礙而其於劉張李朱之言乃相矛盾矣是所以或得異于先賢之毀也夫相者君之相也未有相之所令不出乎君者惟君不自令必得相而方

施政教也若爲相不受命其君而反受之他則可乎是故君火主春之暄淑相火主夏之炎暑太陽雖常懸于天而其炎暑榮茂必待三之氣而方布焉是君在前臣在後一氣二名俱同火也至人藏府亦然心小腸君火也包絡三焦相火也四經皆屬手而居於十二經三分之一猶二火居於六氣三分之一也小腸雖君火之府而其受盛化物與三焦之腐熟決瀆肖矣包絡雖相火之藏能管宗氣出喜樂代君主而受邪脈之屈折行之疾徐全同君主矣由此觀之則相火爲君火之餘氣也豈

不昭昭乎明哉
或曰相火果爲君火之餘氣則何相火之熱反甚于君火曰火之爲物其用發揚暴烈而盛大于外此餘氣之所以反甚于本氣也矧君火以明自昭而以炎熱之權一委之相火經曰君火以明是也是以若君火暄淑之令雖庶物漸已榮華而其繁茂盛長必待相火之令而方極矣經曰燥熱在上風寒在下濕居中火遊行其間可見君火必有常位而相火遊行於五者之間矣夫靜而明者君之德也動而勞者臣之責也君臨于上相勞于下定

乎相火之熱及甚乎君火也火之權專在相火而本體之明與熱終無消長是故相火能旺炎暑於夏而過則衰矣乃如太陽之君火者特不爲寒暑增滅其明雖冬天嚴寒以火鏡受之則得火矣此豈非餘氣有衰旺而本氣無衰旺乎嘗知相火者餘氣也假名也有名而無形也

或曰吾子謂天有二火地無二火抑出乎何典也曰內經難經誠無此文然理則有諸經曰厥陰之上風氣主之少陰之上熱氣主之太陰之上濕氣主之少陽之上火氣主之陽明之上燥氣主之太

陽之上寒氣主之是謂六元卽六氣也此天有二火也地有五行木火土金水未嘗言六行此地無二火也經又曰君火不司氣化此言君火不司五運也五運者屬地而火居其一此亦足以證地無二火之義矣

或曰經謂君火不司氣化然則五行之火卽相火也耶曰經言君火位尊矣故不司五運之化況運五則火何有二耶既是爲二豈得分君相耶唯是一火而已張介賓強以隂炭分君相者未達此義也安得有熱而不明明而不熱之火哉其誤坐不

知五行之火不可分君相故也
或曰吾子謂天有餘于陽故兩於火靈素之中未嘗見其所出如何曰二火之說經言之不詳矣況其所以然之義耶余唯以理推之以彼徵此比類而言之耳曰可得聞耶曰試看在地之五行特水最多地中皆水也地外皆水也特火最少常伏而不見依物而才存而已是知地有餘乎陰而不足乎陽有餘乎形而不足乎氣也由此推之則亦知天有餘于陽而不足于陰有餘于氣而不足于形也經曰天不足西北左寒右凉而人右耳目不如

左明也地不滿東南右熱左溫而人左手足不如右強也日輪常實而月廓時空西北皆山而東南皆海也在天之水霧露時注在地之水乾坤日夜浮在地之火鑽燧傳薪而暫在在天之火赫赫大陽終古昭然矣此蓋天地陰陽虛實之理爲爾人稟天地之氣而生故氣與形俱具爲心小腸包絡三焦之四經俱屬手之經而居乎十二經三分之一乃象天之有二火而有餘于氣也腎有兩枚位于下乃象地之多水而有餘于形也可見二火同氣而君相異名兩腎同氣而左右異名也但火之

用在左與後水之用在右與前陰陽之妙微矣精矣是故言腎有兩枚猶火有二火則可也陰陽之對待也言命門即相火則不可也水中何嘗有火嗚呼先聖後聖其揆一也越人何乖於內經之理脈經亦何外乎內經之範圍哉後世不經之說妄議聖經哀哉

或曰君火以明既得聞其說而其相火以位何如曰經之說二火不止于此條條皆有解在考證中

或曰天之二火既聞其說合之人身何如曰天人一理太小一般後人不察自爾上手已心小腸君

火之藏府也形狀儼然矣包絡三焦相火之藏府也有名無形矣君主神明者日之象也營衛宣發者相火之象也其餘千條萬端皆求諸天則思過半矣

或曰心包絡說者謂包心之絡膜是乎曰內經無明文唯謂心之包絡謂心主或以膻中爲言所謂包心之絡膜者因名而擬其形也其說舊矣按漢五行志傳曰思心之不睿是謂不聖厥咎霿時則有脂夜之妖人腹中肥而包裹心者脂也心區霿則冥晦故有脂夜之妖是其事也此雖不甚害于

理而非經旨矣曰可得聞乎曰按靈蘭秘典論說十二藏之相使曰心者君主之官神明出焉膻中者臣使之官喜樂出焉而不別言心包絡脈要精微論曰上附上左外以候心內以候膻中脹論曰膻中者心主之宮城也由此諸說則膻中即爲心主之位也明矣若以爲包心之脂膜則既涉于有形爲然藏而僅止于脂膜則謂之無形亦可故曰雖不甚害理而非經旨矣

或曰包絡三焦難經始謂有名無形而內經無其說是諸家所以惑也吾于獨決言有名無形抑別

有所據耶曰難經者所以發揮內經之書也雖出乎越人而其傳遠出于古聖後生晩輩妄以私意測聖意故多疑惑而不決也夫人之藏象以地五行言則爲五藏五府而俱有形狀以天六氣言則爲六藏六府而其相火之藏府獨有名而無形蓋相火者氣也何嘗有形故難經明言有名無形又謂三焦外府也又謂孤之府也內經往往說三焦皆尊以其所出所行所司之位而爲言其不明言有名無形者蓋過不及于此歟抑殘缺之餘或脫簡歟抑又以內經不明言之故越人特明言之歟

按陰陽繫日月篇曰夫陰陽者有名而無形其言如出乎一口蓋陰陽者氣而已矣故有名而無形若相火亦唯氣而已矣包絡三焦者亦人身之相火也越人所以謂之有名而無形者其說恐又原乎此也夫軒皇之遺文班史抱朴子所載未止于靈素百六十篇而今所傳之百六十篇亦未知其殘缺幾分之餘也且難經所引及史倉公傳脈經千金等所載古經文百六十篇中無見者多矣今以靈素不載而謂之越人之杜撰而可乎俚使包絡三焦果有形則腸胃絡穀等篇必言其形狀度

量如何而無其說則知内經之旨不外乎越人是

余所以決從難經無形之說也

或曰既無形矣何以有經絡孔穴耶曰經脈者榮衛運行之隧道而盈孔穴之科然後進者也榮衛即三焦之氣故雖有各經之分派同是榮衛之運行也三焦亦雖自有本經所部之脈而十二經亦皆三焦之所部也但外有經穴而内無藏府猶任督之徒有經穴耳

或曰君火不司令小腸為君火而受盛水穀何也曰有其器必有其用雖君火不司令而既有藏府

之成形則豈徒然無用者哉府者盛物而其職卑
矣不如五藏之藏神而清淨之比且其府居于胃
下肚腹之分以受盛胃倉所蓄之水穀而化物出
爲水穀分爲夫腐熟化物者火之用也故雖屬君
火而其職殆與三焦相火之泌別決瀆近似矣
或曰包絡三焦共屬相火其藏象官職何如曰包
絡卽護心之外郭其職專輔君火之明故又名心
主心主之與三焦雖共屬相火而其職自有藏府
之異猶如心之於小腸經曰膻中者臣使之官喜
樂出焉蓋喜樂自心家之本情其實不啻喜樂出

爲七情九氣之受命於君主者一出于包絡之相火內爲腐熟決瀆外爲遊行別使一肢動則氣隨爲一念動則火發焉皆是三焦之所司也浮屠家所謂煖識息者即包絡三焦之謂歟陳無擇之言廢乎丹溪議無擇者反爲謬矣但包絡無形而寄位於膻中之郛郭三焦無形而寄位於膚腠之文理其義一也

或曰包絡三焦共屬相火今吾子謂包絡尊輔君火之明而主情志之發動素難之中亦有所據耶

曰經無明文然推之諸藏則可見焉夫五藏皆藏

神包絡雖無形之藏亦當藏神故經曰喜樂出焉益心之病也雖有外感之所傷而情志之爲病居多焉（經脉篇心主是動之病多是情志）且包絡雖爲相火之藏而其經屬厥陰則不可與少陽之三焦一例而看此以藏府異用也然喜樂出焉情志發焉則亦與三焦之行出別使肖矣此以俱屬相火也故以包絡三焦相比則包絡相火之藏而其職似君火以心小腸相比則小腸君火之府而其職似相火六節藏象論謂十一藏取決於膽者蓋亦以其標屬少陽而似三焦之總括周身也

又按十二經脉之起發直出乎本藏者二曰心曰心主經脉篇曰心手少陰之脉起於心中心主手厥陰心包絡之脉起於胸中是也邪客篇曰手少陰之脉獨無腧何也少陰心脉也心者五藏六府之大主也精神之所舍也其藏堅固邪弗能容也容之則心傷心傷則神去神去則死矣故諸邪之在於心者皆在於心之包絡包絡者心主之脉也故獨無腧焉少陰獨無腧者不病乎曰其外經病而藏不病故獨取其經於掌後鋭骨之端其餘脉出入屈折其行之疾徐皆如手少陰心主之脉行

也由此觀之則心與心主一藏而一藏猶如膀胱
與三焦兩府而一府也
或曰三焦爲府果何物曰三者上中下也表中裏
也張介賓謂際上極下而總括無外之名蓋人身
之表裏上下一身百骸莫處不其布濩即是三字
之義焦者火之用也有分野而無形狀天之相火
本唯氣也人之相火亦唯氣也氣也者宗營衛之
三氣即三焦也分言之宗氣上焦也難經謂心下
下鬲膻中內經謂如霧是也營氣中焦也難經謂
胃中脘臍傍內經謂如漚是也衛氣下焦也難經

謂膀胱上口臍下一寸內經謂如瀆是也通言之俱謂之三焦之氣其所出所治卽上中下也其所運行通會之處卽腠理也惟氣矣故無形惟無形矣故不可必一其所在據其所出所治所運行通會之位而名爲卽所謂相火以位也

或曰三氣謂之三焦古人所未嘗言而吾子創言之亦有所据乎曰實出于內經難經謹按營衛生會篇曰上焦出於胃上口並咽以上貫膈而布胸中走腋循太陰之分而行還至陽明上至舌下足陽明常與營俱行於陽二十五度行陰亦二十五

度一周也故五十度而復大會於手太陰矣中焦亦並胃中出上焦之後此所受氣者泌糟粕蒸津液化其精微上注於肺脈乃化而爲血以奉生身莫貴於此故獨得行於經隧命曰營氣下焦者別廻腸注於膀胱而滲入焉故水穀者常並居於胃中成糟粕而俱下於大腸而成下焦滲而俱下濟泌別汁循下焦而滲入膀胱焉上焦如霧中焦如漚下焦如瀆此之謂也三十一難曰三焦者水穀之道路氣之所終始也上焦者在心下下鬲在胃上口主內而不出其治在膻中玉堂下一寸六分

直両乳間陷者是中焦者在胃中脘不上不下主腐熟水穀其治在臍傍下焦者當膀胱上口主分別淸濁主出而不內以傳道也其治在臍下一寸名曰三焦六十六難曰三焦者原氣之別使也主通行三氣經歷於五藏六府由此觀之三氣之爲三焦可默會焉（其餘內經難經說三焦多此采其尤者當於考證中索之）蓋經言三焦必以水穀者要知水穀是相火之傳薪也

或曰腠理謂之三焦可得聞乎曰虞天民張介賓稍知三焦者也所謂腔子太囊者亦暗合于內經所謂腠理矣然二子不直指腠理爲三焦而別創

腔子大囊之說是不獨失于添蛇足而反不能舉
其全體則截鳥頭之類也謹按五癃津液別篇曰
三焦出氣以溫肌肉充皮膚爲其津流而不行者
爲液天暑衣厚則腠理開故汗出天寒則腠理閉
氣濕不行水下留於膀胱則爲溺與氣本藏篇曰
腎合三焦膀胱三焦膀胱者腠理毫毛其應論勇
篇曰勇士者三焦理横怯士者其焦理縱由此諸
說則可見三氣卽三焦之氣而腠理亦三氣所運
行之處矣安乎難經謂有名而無形也張仲景曰
服食節其冷熱苦酸辛甘不遺形體有衰病則無

由入其腠理腠者是三焦通會元眞之處爲血氣所注理者是皮膚藏府之文理也此仲景亦以腠理爲三焦通會之處當知聖人之言如出于一口而同軌同文也然言腠理三焦之位也則可矣言腠理即三焦也則不可矣何者三焦無實形由其所在之位而名爲益三焦之氣實於腠理則邪無得而傷故內經謂肉不堅腠理疎則病風（五變篇）衛氣者所以溫分肉充皮膚肥腠理司開闔者也（本藏篇）虛邪之中人也始於皮膚皮膚緩則腠理開開則邪入（百病始生篇）火勝則地固（六微旨大論）是也腎氣實

于內則邪無得而入經曰腎爲之主外五癃津液別篇難經謂守邪之神是也三焦爲少陽少陽爲陽之樞腎爲少陰少陰爲陰陰之樞陰陽闔闢之樞必在少陰少陽也

按所謂腠理者不獨皮膚之謂包五內藏府在其中仲景謂腠者三焦通會元眞之處血氣所注也理者是皮膚藏府之文理也是矣劉河間曰玄府者無物不有人之藏府皮毛肌肉筋膜骨髓爪牙至于世之萬物盡皆有之乃氣出入升降之道路門戶也即腠理之謂也若虛孚于張子腔子太囊之

說偏言在表之三焦而遺五內之三焦以杳然無形強爲有形故僅窺其一斑不能見其全體然則腔子大囊之說比諸子雖近似而卒亦五十步之走耳嗚呼三焦相火之遊行廣且徧也如斯何必上中下與腔子而已哉以此推之則天地相火之遊行萬物相火之化生亦可坐而觀也

或曰果以腠理爲三焦之位宗營衛爲三焦之氣則此實似有表裏兩三焦也如何曰經曰風寒在下燥熱在上濕在中火遊行其間蓋相火之遊行也表裏上下無處不至滿于乾坤徧于六合非五

者有定位之比人身之相火亦若是上自泥丸下抵湧泉尺寸之膚莫非其有也故表而膚腠中而經脈裏而藏府骨髓以至屈曲夔積之罅隙無不皆被其灌溉溫充者即三焦相火之遊行也亦非餘藏餘府有成形定位之比要知上下表裏竪說橫說同一三焦而全非兩般矣然言六府之官職則決瀆爲最要故下焦爲三焦之總督言三氣之通行則衛氣爲最廣故腠理爲三焦之綱領其旨微矣

或曰經曰三焦者決瀆之官水道出焉又曰腎合

三焦膀胱又曰小腹痛腫不得小便邪在三焦約
取之太陽大絡難經曰三焦爲原氣之別使由此
諸說則似三焦必在下而屬腎何也曰是非輩所
以疑惑而不決也此諸經所謂三焦者特斥下焦
而爲言也夫府者容物之器也雖膽之清淨亦盛
苦汁而同居乎胃下小腹之分也雖三焦之無形
以列于六府之一則必不可無其職又必不可無
其所在之位故泛以外府言之則上中下腠理其
位也約以列六府則特以下焦爲其位也然其職
亦唯在決瀆水道而多與膀胱連呼並稱焉是以

宜明五氣九鍼等篇說六府病曰膽爲怒胃爲氣逆噦大腸小腸爲泄膀胱不約爲遺溺下焦溢爲水是特以下焦爲六府之一明堂甲乙等經皆以十三椎稱三焦俞亦同譬與十二經以足經爲本其義相似矣諸子不知此義或以爲手三焦足三焦或以爲少陽三焦上中下三焦妄作異義皆悞矣

或曰吾子謂特以下焦稱三焦以列于六府之一也夫府者盛物之器也以列之六府則稍涉于有形矣所謂下焦者何物也曰膀胱即其佐也曰經曰三焦決瀆之官水道出焉膀胱州都之官津液

藏焉三焦屬手少陽膀胱屬足太陽自是兩府未聞膀胱卽三焦也曰小腸受盛之水穀泌別分利焉而成二途其糟粕傳道于太腸水液滲入于膀胱其泌別分利卽三焦之決瀆也卽所謂下焦也衛氣由此乎出焉然三焦者無形唯氣化爾故經曰氣化則能出焉其氣出于太腸而歸于膀胱是知下焦寄位於膀胱猶如心包絡寄位於膻中矣此非余臆說謹按本腧篇曰三焦者中瀆之府也水道出焉屬膀胱是孤之府也所謂屬者非寄位而何本藏篇曰腎合三焦膀胱三焦膀胱者腠理

毫毛其應密理厚皮者三焦膀胱厚麤理薄皮者三焦膀胱薄云云按本篇偏說五藏六府之外應而特並言三焦膀胱則知三焦膀胱二名一府也若師傳篇說六府之外候曰鼻孔在外膀胱漏洩鼻柱中央起三焦乃約是亦三焦膀胱同候也本腧篇又曰三焦下腧名曰委陽是太陽絡也太陽之別也並太陽之正入絡膀胱約下焦實則閉癃虛則遺溺亦言三焦膀胱相依而不離也宜明五氣篇曰下焦溢爲水膀胱不利爲癃不約爲遺溺同是遺溺癃閉之病耳一以屬三焦一以屬膀胱

若四時氣篇論邪在六府曰小腹痛腫不得小便邪在三焦約取之太陽大絡而無復別言邪在膀胱之證則可見二府互稱也三十一難曰下焦當膀胱上口由此諸說則三焦寄位於膀胱非吾私言也

或曰經曰下焦別廻腸注膀胱其不寄位於大腸而寄膀胱何也曰其氣雖出于大腸而其用屬膀胱者以三焦之氣同出于水穀上中二焦出于胃口下焦出于廻腸也難經謂下焦當膀胱上口其言似與內經異而其義則相待而方全矣所謂並

行而不相悖也
又按素問熱論曰太陽爲諸陽主氣氣者三氣也主者卽遍行三氣也太陽屬膀胱腠理毫毛其應爲陽之開而主表乃諸陽之總督也故曰爲諸陽主氣是知三焦在內則附屬于膀胱而決瀆水道在外則遊行于肌腠而遍行三氣內外皆不離於太陽膀胱之分野是下焦所以爲三焦之總督而寄位於膀胱也近閱錢塘潘楫醫燈續焰曰夫三焦膀胱者素問靈蘭祕典雖列爲一在三焦則曰決瀆之官水道出焉在膀胱則曰州都之官津液

藏焉氣化則能出矣三焦之下即挾膀胱一主藏
一主決相爲依倚故靈樞本藏篇云　四時氣篇
云　五癃津液篇云　本輸篇云　觀此則知三焦
膀胱名雖二而實一故古人刺灸之法多取三焦
穴而不取膀胱義可想矣嗚呼若潘氏可謂空谷
之跫音也安得知已若潘氏者與細論內經哉
或曰謂相火君火之餘氣也而三焦不出于心却
出于腎何也曰血者陰也而心火生血氣者陽也
而腎水生氣是陰陽互藏也三焦氣也故其原必
出于腎矣然氣有二一曰先天之氣曰後天之氣先

天之氣即天一之水經曰腎合三焦膀胱難經曰三焦者原氣之別使也此言三焦出于腎也後天之氣即水穀之精微經曰上焦中焦同出于胃上口下焦別於大腸此言三焦出于水穀之氣也

或曰宣明五氣篇王注曰膀胱爲津液之府水注由之然足三焦脈實約下焦而不通則不得小便足三焦脈虛不約下焦則遺溺靈樞經曰足三焦者太陽之別也後人據王氏之言而有手三焦足三焦之稱則王氏亦誤也耶曰王氏所謂足三焦者言三焦下俞在足者也非手少陽之外別有所

謂足三焦者其所引靈樞文即出本輸篇曰三焦下腧在於足太指之前少陽之後出於膕中外廉名曰委陽是太陽絡也手少陽經也三焦者足少陽太陰之所將太陽之別也上踝五寸別入貫腨腸出於委陽並太陽之正入絡膀胱約下焦實則閉癃虛則遺溺靈樞文止如是後人不能察其義謬以襲謬其流弊終至于王海藏謂三焦有幾噫寃哉攷論三焦攷王註亦曰三焦者非謂手少陽也正謂上焦中焦耳由此觀之王氏亦未免始作俑之譏也

或曰經獨指下焦稱三焦既聞其說又有指上中二焦稱三焦者耶曰經稱三焦者不一按經別篇曰手少陽之正指天別於巔入缺盆下走三焦散於胸中四十五難曰氣會三焦外一筋直兩乳內也此專以上焦為三焦也欬論曰三焦欬狀欬而腹滿不欲食飲此皆聚於胃關於肺此併指上中二焦為三焦也五味篇曰穀始入於胃其精微者先出於胃之兩焦以溉五藏別出兩行營衛之道此連稱中下二焦以為兩焦諸若此不一而足但其通說別說同一三焦也

或曰三焦包絡診脈之部位如何曰脈要精微論曰上附上左外以候心內以候膻中則知包絡應左寸也至三焦則諸家所說紛紛難辨既謬于其府則其脈可知矣夫三焦之無形豈唯見于一部乎脈要精微論曰上竟上者胸喉中之事也下竟下者少腹腰股膝脛足中事也乃知此即上下二焦之候而中焦之候亦在其中矣十八難曰手太陰陽明金也足少陰太陽水也金生水水流下行而不能上故在下部也足厥陰少陽木也生手太陽少陰火火炎上行而不能下故為上部手心主

少陰陽火生足大陰陽明土土主中宮故在中部也此不言三焦之候者以無形之府不可定診於一位也下文又曰三部寸關尺也九候者浮中沉也上部法天主胸以上至頭之有疾也中部者法人主膈以下至臍之有疾也下部法地主臍以下至足之有疾也此詳說三焦三級之診也此之三部九候論能約其要也仲景診諸積法云寸口積在胸中微出寸口積在喉中關上積在臍傍上關上積在心下微下關積在少腹尺中積在氣衝叔和曰寸主射上焦出頭及皮毛竟手關主射中焦

腹及腰尺主身下焦少腹至足玩此諸說則軒岐至叔和如出于一口三焦之診不待辨而明矣別三焦者相火遊行之氣何必分左右故王叔和亦初不分左右唯以三部配上中下而已若張介賓既能以軀殼爲三焦而猶且診之右尺者其見反出于諸子之下惜哉

或曰諸家論相火已非經旨此大本乖矣其治法亦必不得不乖吾子舍而不議何也曰然余非諸子者正以其得于末而失于本其得于治而失于意也既謂天非此火不能生物人非此火不能有

生條謂元氣之賊也既謂龍雷火不可以水滅可以火滅翻用諸寒藥以治相火此與向莫問越對張呼李何以異乎按內經二火之治法皆用寒冷味夫以寒治熱以熱治寒古今之通法也若其逆從反佐則又隨病之微甚耳今諸子所治亦不外於此則無間而可議也但諸寒劑中獨鹹寒藥諸家所用芒硝之外不多見是其所以有遺憾也

二火辨妄卷之中

二火辨妄卷之下

芳北山樵隱恂益慄甫　註
男　玄恂耆甫　參
津南　江　若水兼通　校

考證篇

凡立論無其所原則荒唐而已其所原止于一句一章而不能融會貫通則亦臆說而已故尾以考證篇庶乎無徒而所梗泥沮碍矣

天元紀大論曰寒暑燥濕風火天之陰陽也三陰三陽上奉之

太陽寒水少陰暑君火陽明燥金太陰濕土厥陰風木少陽相火也王註言少陽爲暑少陰爲火恐

非是益以相火雖主炎暑暑熱本同氣而相火當以火爾也

木火土金水火地之陰陽也生長化收藏下應之

上火君火下火相火也或問吾子屢言天有二火地無二火陰陽應象天元紀等篇曰天有四時五行以生長收藏以生寒暑燥濕風是天有五行也本文曰木火土金水火地之陰陽也是地有六氣也願聞其說曰所謂地無二火言五行中無二火也此謂地之陰陽者非言五行乃六步之令行乎氣交者即六微旨論謂地理之應六節氣位是也故曰生長化收藏下應之其生長收藏者乃四時之令非五行之用蓋六步之令而謂地之陰陽者四時氣候行乎氣交乃人之上地之分也若天之五行亦五行之氣行乎四時也非成形之五行

君火以明相火以位

明義張介賓之解詳悉矣余復補之曰按陰陽離合論曰聖人南面而立前曰廣明中身而上名曰

廣明所謂廣明即君火之明也六微旨論曰顯明之右君火之位也所謂顯明即君火之明也醫和六淫之說謂明淫心疾亦君火之明也可見先聖後聖如合符節也然君火非唯明而無熱經曰少陰司天爲熱化居氣爲灼化君火之熱也又非君火唯明相火無明經曰少陽間氣爲明化相火之明也蓋火必明而熱明乃火之德熱乃火之氣惟君火以其德故曰君火以明也相火者主遊行出而無定體常居唯於其所在之位而左可見焉故曰相火以位也六十六難謂所止輙爲原滑伯仁以行在所解之即是此以位之義

子午之歲上見少陰丑未之歲上見太陰寅申之歲上見少陽卯酉之歲上見陽明辰戌之歲上見太陽巳亥之歲上見厥陰少陰所謂標也厥陰所謂終也

此言天之六氣下合地之十二支也上謂司天也標首也終尾也六十二支始于子少陰主之故曰

首終于亥厥陰主之故曰終正化對化之義內經不見焉玄珠詳言之見下

厥陰之上風氣主之少陰之上熱氣主之太陰之上濕氣主之少陽之上相火主之陽明之上燥氣主之太陽之上寒氣主之所謂本也是謂六元

上者即六微旨論謂上中下標本之義不與上文上字同六元者即眞天民謂分而言之謂之六元是也

五運行大論曰諸上見厥陰左少陰右太陽見少陰左太陰右厥陰見太陰左少陽右少陰見少陽左陽明右太陰見陽明左太陽右少陽見太陽左厥陰右陽明所謂面北而命其位言其見也

厥陰在上則少陽在下左陽明右太陰少陰在上則陽明在下左太陽右少陽太陰在上則太陽在下左厥陰右陽明少陽在上則厥陰在下左少陰右太陽陽明在上則少陰在下左太陰右厥陰太陽在上則太陰在下左少陽右少陰所謂面南而命其位言其見也

此二條言六氣司天在泉左右間氣之位也

帝曰地之爲下否乎岐伯曰地爲人之下太虛之中者也

此即渾天說謂天形如卵地居其中者張志聰註曰渾天之說本之素問是也

帝曰憑乎岐伯曰大氣舉之也

大虛無所礙地體無所憑唯乾健之大氣舉之

燥以乾之暑以蒸之風以動之濕以潤之寒以堅之火以溫之

此言六元之用也暑者君火之氣火者相火之氣也天元紀論王註以暑爲少陽火爲少陰其意以暑蒸甚于火溫也然以下文燥熱在上火遊行其間比例之則當暑者爲君火火爲相火爲是且君火六入於太虛中也無所用明必熱而已君火者火之本氣其熱豈減于相火乎但二火之異在常位與遊行之間而已

故風寒在下燥熱在上濕氣在中火遊行其間

此是六氣在太虛中一定之位也風寒陰也故在下燥熱陽也故在上濕土在中央相火遊行于

者之間也仲景以中風傷寒俱爲陰邪乃分榮衛之傷而立桂枝麻黃二湯者知風寒在下而同屬陰也若人藏象亦如此風寒之肝腎在下部燥熱之肺心在上部脾胃在中三焦之相火遊行于腔子間越人三十二三難言藏位之上下者亦從此紬繹來虞天民云五者之外又有相火遊行於天地上下氣交之中人身之相火亦遊行于腔子之內上下肓膜之間命名三焦可謂虞氏能讀內經者也本文云在上在下在中正可以見三焦三級之位焉云火遊行其間亦可以見宗營衛三氣爲瀰淪于通身之相火矣

寒暑六入故令虛而化生也

特言寒暑而燥濕風火在其中矣文字亦可玩六入者六氣入于太虛中也故令太虛能化生人物矣由此觀之六入化生之元氣豈得以龍雷火言之哉

故燥勝則地乾暑勝則地熱風勝則地動濕勝則地

泥寒勝則地裂火勝則地固矣

此言六氣之効也勝者以其常者言則時令之旺也以其變者言則勝復災眚亦在其中矣六勝皆以地言者寒暑之六入皆幹旋于箇地輪也云火勝則地固者蓋三焦之火實則勝理固而邪不敢傷三焦之火過亢則病熱燔焦而槁固矣可見天人一理無往而不會通也此一章說天地六氣精微著明唐虞之璇璣玉衡瞿曇之四大五輪皆自此中拈出細繹焉讀者熟玩之則大而天地小而人身衆物博厚高明健順化育之蘊奥皆在其中何唯知二火之義哉

帝曰寒暑燥濕風火在人合之奈何岐伯曰云云

岐伯對以五行合五藏之義而覺無二火之分可見五行中無二火也繁文不必採擴焉

六微旨大論曰少陽之右陽明治之陽明之右太陽治之太陽之右厥陰治之厥陰之右少陰治之少陰

之右太陰治之太陰之右少陽治之此所謂氣之標蓋南面而待之也

是天六氣之位三陰三陽自微至甚之序也與下文六節陰陽之序不同此當觀少陽居乎太陰之後陽明之前也

少陽之上火氣治之中見厥陰陽明之上燥氣治之中見太陰太陽之上寒氣治之中見少陰厥陰之上風氣治之中見少陽少陰之上熱氣治之中見太陽太陰之上濕氣治之中見陽明所謂本也本之下中之見也見之下氣之標也

此與天元紀大論謂厥陰之上風氣主之同義而但此主標本中為言也中見之氣即表裡配合之

義若藏府經脈之表裡亦同標本中所從不同而治法亦則焉義見至眞要論

帝曰願聞地理之應六節氣位何如岐伯曰顯明之右君火之位也君火之右退行一步相火治之復行一步土氣治之復行一步金氣治之復行一步水氣治之復行一步木氣治之復行一步君火治之

此言四時六步行生長收藏之序即所謂地之陰陽之位也若上文少陽之右陽明治之之序少陽在太陰之後此六步之序少陽在太陰之前益以地理之六步其序從乎五行相生之次也按婁全善曰天氣以風暑濕火燥寒爲序而濕居火前地氣以木火土金水爲序而土居火後夫濕土一氣其位不同何也在天爲氣故天以三陰三陽之氣多少爲序在地成形故地以五行之形相生爲序其以氣之多少爲序者從少漸多則陰之序始厥陰厥陰者一陰也次少陰少陰者二陰也終太陰

太陰者三陰也陽之序始少陽少陽者一陽也次陽明陽明者二陽也終太陽太陽者三陽也此則天氣以陰陽之多少爲序而濕居火前也其以形之相生爲序者生々不已則其氣始于木初之氣木生火故君火爲二之氣相火爲三之氣火生土故土爲四之氣土生金故金爲五之氣金生水故水爲終之氣而復生木此則地氣以五行之相生爲序而土居火後也王太僕以少陽太陽陳無擇以濕土生相火可謂不究經旨矣婁氏通言六氣之序故以濕土爲言余以二火論六氣之序故以相火爲言並行而不相悖也

相火之下水氣承之水位之下土氣承之土位之下風氣承之風位之下金氣承之金位之下火氣承之君火之下陰精承之

此即亢則害承廼制之義先輩所説各有理詳載于綱紀中按二火之下當同水氣承之而相火之

下水氣承之君火之下陰精承之可見君火乃陽精故陰精承之相火即炎熱之火故水氣承之由此推之則相火亢甚之病亦當用鹹寒之藥治之而丹溪之徒乃言相火陰火也可火以伏之當從治之何其惑乎本文此下有亢則害承廼制之二十二字雖六氣生化之樞要而於二火義未必爲專要故不及于此

氣交變大論曰歲火太過上臨少陰少陽火燔焫水泉涸物焦槁病反譫妄狂越欬喘息鳴下甚血溢泄不已太淵絶者死不治上應熒惑星

此言諸戊火運太過之歲遇少陰少陽二火之司天即戊子戊午戊寅戊申之歲也此亦可見二火自一氣而天時民病亦不異

五常政大論曰少陽司天火氣下臨肺氣上從白起

金用草木眚火見燔焫革金且耗大暑以行欬嚏鼽
衄鼻窒瘡瘍寒熱胕腫風行于地塵沙飛揚心痛胃
脘痛厥逆膈不通其主暴速○少陰司天熱氣下臨
肺氣上從白起金用草木眚喘嘔寒熱嚏鼽衄鼻窒
大暑流行甚則瘡瘍燔灼金爍石流地迺燥淒滄數
至脇痛善太息肅殺行草木變

亦見二火之熱及爲病俱無異但其主暴速一句獨少陽言之耳按本篇備載六氣之司天下臨上從此唯舉二火司天而略其餘已下諸二火請條皆倣此

少陰司天羽蟲靜介蟲育毛蟲不成在泉羽蟲育介
蟲耗不育少陽司天羽蟲靜毛蟲育倮蟲不成在泉

羽蟲育介蟲耗毛蟲不育○少陽在泉寒毒不生其味辛其治苦酸其穀蒼丹少陰在泉寒毒不生其味辛其治辛苦甘其穀白丹

六元正紀大論曰辰戌太陽司天之紀初之氣少陽相火加地氣遷氣迺大溫草迺早榮民乃厲溫病迺作身熱頭痛嘔吐肌腠瘡瘍五之氣少陰君火加陽復化草迺長迺化迺成民迺舒

卯酉陽明司天之政少陰在泉氣化運行後天天氣急地氣明陽專其令炎暑大行物燥以堅淳風迺治風燥橫運流於氣交多陽少陰雲趨雨府濕化迺敷燥極

而澤其穀白丹間穀命大者其耗白甲品羽金火合德上應太白熒惑其政切其令暴蟄蟲迺見流水不冰民病欬嗌塞寒熱發暴振慄癃悶淸先而勁毛蟲迺死熱後而暴介蟲迺殃其發暴勝復之作擾而大亂淸熱之氣持於氣交

少陽氣固暴若少陰赤暴二丁火同一義

二之氣少陽相火加陽迺布民迺舒物迺生榮厲大至民善暴死終之氣少陰君火加陽氣敷候反溫蟄蟲來見流水不冰民迺康平其病溫

二丁火民病同矣唯暴死少陽特主之

故食歲穀以安其氣食間穀以去其邪歲宜以鹹以
苦以辛汗之清之散之
寅申少陽司天之政氣化運行先天天氣正地氣擾
風廼暴舉木偃沙飛炎火廼流陰行陽化雨廼時應
火木同德上應熒惑歲星其穀丹蒼其政嚴其令擾
故風熱參布雲物沸騰太陰橫流寒廼時至涼雨並
起民病寒中外發瘡瘍內為泄滿故聖人遇之和而
不爭往復之作民病寒熱瘧泄聾瞑嘔吐上怫腫色
變〇初之氣少陰君火加　地氣遷風勝廼搖寒廼去候廼
大溫草木早榮寒來不殺溫病廼起其病氣怫于上

血溢目赤欬逆頭痛血崩脇滿膚腠中瘡○三之氣（少陽相火加）天政布炎暑至少陽臨上雨迺涯民病熱中聾瞑血溢膿瘡欬嘔鼽衄渇嚏欠喉痺目赤善暴死○故歲宜鹹宜辛宜酸滲之泄之漬之發之

丑未太陰司天之紀二之氣（少陰君火加）大火正物承化民迺和其病溫厲大行遠近咸若濕蒸相薄雨迺時降○四之氣（少陽相火加）畏火臨溽蒸化地氣騰天氣否隔寒風曉暮蒸熱相薄草木凝煙濕化不流則白露陰布以成秋令民病腠理熱血暴溢瘧心腹滿熱臚脹甚則胕腫子午少陰司天之政氣化運行先天地

氣肅天氣明寒交暑熱加燥雲馳雨府濕化迺行時雨迺降金火合德上應熒惑太白其政明其令切其穀丹白水火寒熱持於氣交而爲病始也熱病生於上淸病生於下寒熱凌犯而爭於中民病欬喘血溢血泄鼽嚏目赤眥瘍寒厥入胃心痛腰痛腹大嗌乾腫上○三之氣少陰君火加天政布大火行庶類蕃鮮寒氣時至民病氣厥心痛寒熱更作欬喘目赤○五之氣少陽相火加畏火臨暑反至陽迺化萬物迺生迺長迺榮民迺康其病溫○歲宜鹹以耎之而調其上甚則以苦發之以酸收之而安其下甚則以苦泄之

張介賓曰少陽相火其氣尤多故曰畏火按畏火之名即夏日畏景之義何以陰火水中之火原泉之温言之乎

已亥厥陰司天之政少陽相火在泉氣化運行後天天氣擾地氣正風生高遠炎熱從之雲趨雨府濕化迺行風火合德上應歲星熒惑其政撓其令速其穀蒼丹間穀言大者其耗文角品羽風燥火熱勝復交作蟄蟲來見流水不冰熱病行於下風病行於上風燥勝復形於中○四之氣少陰君火加溽暑濕熱相薄爭於左之上民病黃癉而爲胕腫○終之氣少陽相火加畏火司令陽迺大化蟄蟲出見流水不冰地氣大發草迺生人

𨓜舒其病溫厲○歲宜以辛調上以鹹調下畏火之氣無妄犯之

畏火相火也其氣暴烈若妄犯之取敗之道也故丁寧戒之通考司天在泉客氣加臨之政紀二火所司天令民病不相遠而藥食之宜亦相近矣當以想見二火之大義也

甲子甲午歲上少陰火其化上鹹寒藥食宜也

丙寅丙申歲上少陽相火其化上鹹寒

丁卯丁酉歲下少陰火其化下鹹寒

己巳己亥歲下少陽相火其化下鹹寒

庚午庚子歲上少陰火其化上鹹寒

壬申壬寅歲上少陽相火其化上鹹寒

癸酉癸卯歲下少陰火其化下鹹寒

乙亥乙巳歲下少陽相火其化下鹹寒

丙子丙午歲上少陰火其化上鹹寒

戊寅戊申歲上少陽相火其化上鹹寒

己卯己酉歲下少陰火其化下鹹寒

辛巳辛亥歲下少陽相火其化下鹹寒

壬午壬子歲上少陰火其化上鹹寒

甲申甲寅歲上少陽相火其化上鹹寒

乙酉乙卯歲下少陰火其化下鹹寒

丁亥丁巳歲下少陽相火其化下鹹寒

戊子戊午歲上少陰火其化上鹹寒

庚寅庚申歲上少陽相火其化上鹹寒

辛卯辛酉歲下少陰火其化下鹹寒

癸巳癸亥歲下少陽相火其化下鹹寒

上謂司天下謂在泉也已上四十年司天司地之主歲少陰單以火稱焉少陽以相火稱焉蓋以君火爲火之本氣相火火之閏餘也至其藥食之宜俱皆以鹹寒而全無二火之分可見君相同一氣治法亦同一揆也但鹹寒藥諸家所用硝石之外不多見焉惜乎

夫氣之所至也少陰所至爲暄少陽所至爲炎暑時化之常也少陰所至爲大火府爲舒榮少陽所至爲熱府爲行出司化之常也

暄二之氣炎暑三之氣相火主遊行故爲行出按本篇上文云夏氣始於中其始乎中則莫不行出也呴張介賓以暗實靜下言相火者於經旨似失乎

少陰所至爲榮爲形見少陽所至爲長爲蕃鮮氣化之常也

少陰所至爲熱生中爲寒

少陰謂形見少陽謂蕃鮮可見有形與無形即所謂少陰之上熱氣治之中見太陽之義

少陽所至爲火生終爲蒸溽德化之常也

夏氣物皆津潤之義新校正以相火之下水氣承之解亦通

少陰所至爲羽化少陽所至爲羽化德化之常也

羽蟲屬火按王注少陰羽化爲羽翼飛行之類少陽羽化爲薄羽蜂蟬之類不知何所據然可以想像王氏君相之分辨也

少陰所至爲榮化少陽所至爲茂化布政之常也少陰所至爲大暄寒少陽所至爲飄風燔燎霜凝氣變之常也

日寒日霜凝下來之氣也即是氣變

少陰所至爲高明焰爲曛少陽所至爲炎顯爲彤雲爲曛令行之常也

可見謂相火陰火而稱也者是聾聵之徒耳

少陰所至爲瘍疹身熱少陽所至爲嚏嘔爲瘡瘍病

之常也少陰所至為驚惑悪寒戰慄譫妄少陽所至為驚躁瞀昧暴病病之常也少陰所至為悲妄衄衊少陽所至為喉痺耳鳴嘔涌病之常也少陰所至為語笑少陽所至為暴注瞤瘛暴死病之常也

此劉河間原病式所採摭也其病之形狀熱之微甚未見必有二火之異但見少陰有情志衄衊之之證少陽有暴病暴死之證而已

夫六氣之用各歸不勝而為病故太陰雨化施於太陽太陽寒化施於少陰少陰熱化施於陽明陽明燥化施於厥陰厥陰風化施於太陰各命其所在以徵之也

此以五行尅勝言六氣之用也特言少陰而兼少陽在其中亦見五行無二火矣

至眞要大論曰少陰司天其化以熱少陽司天其化以火少陰司天爲熱化在泉爲苦化不司氣化居氣爲灼化

地生味故在泉爲苦化君火不主運故曰不司氣化也不曰間氣而曰居氣者尊異之之辭

少陽司天爲火化在泉爲苦化司氣爲丹化間氣爲明化

此亦相火之明也天下何有不明之火乎

帝曰天地之氣內淫而病何如岐伯曰歲少陰在泉熱淫所勝則焰浮川澤陰處反明民病腹中常鳴氣

上衝胸嗌不能久立寒熱皮膚痛目瞑齒痛䪼腫惡寒發熱如瘧少腹中痛腹大蟄蟲不藏○少陽在泉火淫所勝則焰明郊野寒熱更至民病注泄赤白少腹痛溺赤甚則血便少陰同候

焰出于地氣故獨在泉言之二火之發必以陽焰
候之說在余綱紀中但少陰浮川澤少陽明郊野
者蓋以君火雖爲火之本氣而其標少陰故焰浮
必在川澤而陰處反明也若少陽標本皆陽焰必
浮郊野而明也其日少陰同
候則知二火之候不異也

治之奈何岐伯曰熱淫于内治以鹹寒佐以甘苦以酸收之以苦發之火淫于内治以鹹冷佐以苦辛以酸收之以苦發之

鹹寒鹹冷不應必少有
輕重甘苦苦辛稍殊ナリ

少陰司天熱淫所勝怫熱至火行其政大雨且至民病胸中煩熱嗌乾右胠滿皮膚痛寒熱欬喘唾血血泄鼽衄嚏嘔溺色變甚則瘡瘍胕腫肩背臂臑及缺盆中痛心痛肺膹腹大滿膨膨而喘欬病本于肺尺澤絕死不治○少陽司天火淫所勝則溫氣流行金政不平民病頭痛發熱惡寒而瘧熱上皮膚痛色變黃赤傳而為水身面胕腫腹滿仰息泄注赤白瘡瘍欬唾血煩心胸中熱甚則鼽衄病本于肺天府絕死不治

少陽又以溫氣稱焉

治之奈何曰熱淫所勝平以鹹寒佐以苦甘以酸收之火淫所勝平以酸冷佐以苦甘以酸收之以苦發之以酸復之熱淫同

邪氣反勝治之奈何曰風司于地清反勝之治以酸溫佐以苦甘以辛平之熱司于地寒反勝之治以甘熱佐以苦辛以鹹平之濕司于地熱反勝之治以苦冷佐以鹹甘以苦平之火司于地寒反勝之治以甘熱佐以苦辛以鹹平之燥司于地熱反勝之治以平寒佐以苦甘以溫平之以和爲利寒司于地熱反勝

之治以鹹冷佐以甘辛以苦平之

此備載六氣邪勝之治者雖不切于二火之義而一欲使人知二火之司天在泉反勝之邪同是寒也一要知病機一十九條中屬火熱之病多者亦邪勝之病因熱者居半也

熱化于天寒反勝之治以甘温佐以苦酸辛火化于天寒反勝之治以甘熱佐以苦辛

少陰之勝心下熱善飢齊下反痛氣遊三焦炎暑至木迺津草迺萎嘔逆躁煩腹滿痛溏泄傳爲赤沃○少陽之勝熱客于胃煩心心痛目赤欲嘔嘔酸善飢耳痛溺赤善驚譫妄暴熱消爍艸萎水涸介蟲迺屈少腹痛下沃赤白○少陰之勝治以辛寒佐以苦鹹

以甘寫之少陽之勝治以辛寒佐以甘鹹以甘寫之少陰之復燠熱內作煩躁鼽嚏少腹絞痛火見燔焫嗌乾分注時止氣動於左上行於右欬皮膚痛暴瘖心痛鬱冒不知人迺洒淅惡寒振慄譫妄寒已而熱渴而欲飲少氣骨痿隔腸不便外爲浮腫噦噫赤氣後化流水不冰熱氣大行介蟲不福病疿胗瘡瘍癰疽痤痔甚則入肺欬而鼻淵天府絕死不治○少陽之復大熱將至枯燥燔爇介蟲迺耗驚瘛欬衄心熱煩躁便數憎風厥氣上行面如浮埃目乃瞤瘛火氣內發上爲口糜嘔逆血溢血泄發而爲瘧惡寒鼓慄

寒極反熱嗌絡焦槁渴引水漿色變黃赤少氣脉萎
化而爲水傳爲胕腫甚則入肺欬而血泄尺澤絶死
不治○少陰之復治以鹹寒佐以苦辛以甘寫之以
酸收之辛苦發之以鹹耎之○少陽之復治以鹹冷
佐以苦辛以鹹耎之以酸收之辛苦發之發無遠熱
無犯溫涼少陰同法
客主之勝奈何曰少陰司天客勝則鼽嚏頸項強肩
背瞀熱頭痛少氣發熱耳聾目瞑甚則胕腫血溢瘡
瘍欬喘主勝則心熱煩躁甚則脇痛支滿○少陽司
天客勝則丹胗外發及爲丹熛瘡瘍嘔逆喉痹頭痛

錦山堂

嗌腫耳聾血溢內爲瘛瘲主勝則胸滿欬仰息甚而有血手熱○少陰在泉客勝則腰痛尻股膝髀腨䯒足病瞀熱以酸胕腫不能久立溲便變主勝則厥氣上行心痛發熱鬲中衆痺皆作發於胠脇魄汗不藏四逆而起○少陽在泉客勝則腰腹痛而反惡寒甚則下白溺白主勝則熱反上行而客於心心痛發熱格中而嘔少陰同候○火位之主其寫以甘其補以鹹少陰之客以鹹補之以甘寫之以鹹收之（諸注謂當作酸收之）少陽之客以鹹補之以甘寫之以鹹耎之

六氣之勝何以候之曰清氣大來燥之勝也風木受

邪肝病生焉熱氣大來火之勝也金燥受邪肺病生焉寒氣大來水之勝也火熱受邪心病生焉濕氣大來土之勝也寒水受邪腎病生焉風氣大來木之勝也土濕受邪脾病生焉

問六氣之勝對以五氣者以熱氣兼二火也此與六元正紀論少陰熱化施於陽明同義

少陽太陰從本少陰太陽從本從標陽明厥陰不從標本從乎中也

此六氣治法之要也諸家之所註得其肯綮故不更饒舌云

主歲之補寫少陽之主先甘後鹹少陰之主先甘後鹹帝曰夫百病之生也皆生於風寒暑濕燥火以之

化之變也經言盛者寫之虛者補之方士用之尚未能十全余欲令要道必行工巧神聖可得聞乎岐伯曰審察病機無失氣宜此之謂也帝曰願聞病機岐伯曰諸風掉眩皆屬於肝諸寒收引皆屬於腎諸氣膹鬱皆屬於肺諸濕腫滿皆屬於脾諸熱瞀瘛皆屬於火諸痛痒瘡皆屬於心

諸藏有形故以藏稱爲相火無形故以火稱焉

諸厥固泄皆屬於下諸痿喘嘔皆屬於上

即三焦之上下也

諸禁鼓慄如喪神守皆屬於火諸痙項强皆屬於濕

諸逆衝上皆屬於火諸腹脹大皆屬於熱諸燥狂越皆屬於火諸暴強直皆屬於風諸病有聲鼓之如鼓皆屬於熱諸病胕腫疼酸驚駭皆屬於火諸轉反戾水液渾濁皆屬於熱諸病水液澄澈清冷皆屬於寒諸嘔吐酸暴注下迫皆屬於熱

曰熱曰火不可不分君相上文數謂少陰少陽同候則終不可爲二途也凡此一十九條病之屬火熱多者何也蓋以六氣之反勝濕燥寒皆熱邪之爲病也況三焦者通身三氣之總司人之有生必賴於此火爲病亦莫不由於此火外邪之感先傷榮衛內傷之病發於上中下鬱而成熱久而成火是故諸病多先發熱至乎百病之屬熱者多矣

其脈至何如曰厥陰之至其脈弦少陰之至其脈鉤

太陰之至其脈沉少陽之至大而浮陽明之至短而濇太陽之至大而長

按平人氣象論曰太陽脉至洪大以長少陽脉至生数生踈生短生長陽明脈至浮大而短是言三陽脈不及三陰七難曰少陽之至乍大乍小乍短乍長陽明之至浮大而短太陽之至洪大而長太陰之至緊大而長少陰之至緊細而微厥陰之至沉短而敦此由氣象論之文而復足成三陰脉也若仲景叔和亦同難經其所以有異同者一從三陰三陽之文一從時令陰陽之文所謂並行不悖也今以二火論之則少陰之至其脉鈎者君火主夏與所謂心脉鈎義相同少陰之至緊細而微者少陰二陰也其王在處暑後六十日則陰氣漸盛也少陽之至大而浮者少陽屬相火萬物蕃鮮長茂在此時故脉狀應之也所謂夏脉洪義相同其生数生踈生短生長生大生小者少陽稚陽也言少之時血氣未定故其脉無一定之状也夫相火者在天則為遊行出之用在人則充滿于膚腠

腔殼卽大而浮之象也少陽之爲氣也在天則在濕土之後而爲三陽之首在地則居濕土之前而爲春夏三氣之殿在人則三焦之氣瀰淪遍身肌腠營運藏府經脉有常則一十六丈二尺晝夜五十營焉無常則晝日行于陽昏夜行于陰表裡陰陽上下左右無處非其有者有名無形之用也此其脉之所以無一定之狀也

陰陽離合論曰願聞三陰三陽之離合也曰聖人南面而立前曰廣明後曰太衝太衝之地名曰少陰少陰之上名曰太陽太陽根起於至陰結於命門名曰陰中之陽中身而上名曰廣明廣明之下名曰太陰太陰之前名曰陽明陽明根起於厲兌名曰陰中之陽厥陰之表名曰少陽少陽根起於竅陰名曰陰中

之少陽

按本篇所說自其氣出地而爲言故皆以陰中之三字而言下文三陰亦同

是故三陽之離合也太陽爲開陽明爲闔少陽爲樞

三陽之開闔必以少陽爲樞樞者開闔之所由運轉之機也可見少陽之於天人所關繫最重所運行至大矣

三陽者不得相失也搏而勿浮命曰一陽

一陽少陽也

願聞三陰曰外者爲陽內者爲陰然則中爲陰其衝在下名曰太陰太陰根起於隱白名曰陰中之陰太陰之後名曰少陰少陰根起於湧泉名曰陰中之少

陰少陰之前名曰厥陰厥陰根起於太敦陰之絶陽
名曰陰之絶陰
其氣出于地故三陰
三陽俱以足經言
是故三陰之離合也太陰爲開厥陰爲闔少陰爲樞
三陰之開闔以少陰
爲樞其用也重矣
三經者不得相失也搏而勿沉名曰一陰
按靈樞根結篇曰太陽爲開陽明爲闔少陽爲樞
故開折則肉節瀆而暴病起矣故暴病者取之太
陽闔折則氣無所止息而痿疾起矣故痿疾者取
之陽明樞折則即骨繇而不安於地故骨繇者取
之少陽太陰爲開厥陰爲闔少陰爲樞故開折則
倉廩無所輸膈洞膈洞者取之太陰闔折則氣
而喜悲悲者取之厥陰樞折則脉有所結而不通
不通者取之少陰此亦本篇之餘意也

或曰本篇所謂三陰三陽開闔樞俱以足經爲言然則少陰爲腎水非君火少陽膽木而非相火以於二火不關吾子取以證於二火者何也曰三陰三陽之在天本無兩端至于合人身方有手足十二經也夫人者稟氣於天寄形於地故論其經脈則以足者爲本陳無擇所謂以足經爲常度手經爲揆度是也六氣有正對之化以應十二支十二經然而子午同君火寅申同相火則本篇開闔樞亦豈必拘拘于足經故余別有傷寒傳經說詳論六經開闔樞之義文載醫話中

陰陽類論曰三陽爲經二陽爲維一陽爲游部三陽爲父二陽爲衛一陽爲紀

三陽太陽也二陽陽明也一陽少陽也游部者遊行之義部即位也紀者綱紀之義即樞也

三陰爲母二陰爲雌一陰爲獨使

三陰太陰也二陰少陰也雌者猶言妻也謂爲妾媵諸陰之樞也一陰厥陰也按三陽三陰之序少

陽爲一陽陽明爲二陽（經曰兩陽合明）太陽爲三陽自少而漸盛也三陰爲太陰二陰爲少陰一陰爲厥陰（經曰兩陰交盡）蓋陽之數進也故始少陽漸至太陽而壯矣陰之數退也故始太陰終厥陰而盡矣近閣汪訒庵醫方集解曰相火有其經無其府藏游行于五者之間故曰少陽爲游部其經脉上布膻中中絡心包下出委陽絡膀胱豈非上佐天施下佐地生與手厥陰相表裏以行諸經乎汪氏之言可謂先得吾心也

陰陽應象論曰壯火之氣衰少火之氣壯

壯火少火俱以氣言則同是相火也但少火謂三氣之始出乎中焦下焦猶少也壯火謂三氣之既營運乎經隧灌蒸乎膚腠方壯也火之爲氣過則衰滅矣故曰壯火之氣衰自少而壯壯而衰自然之序也

壯火食氣氣食少火壯火散氣少火生氣

火之爲氣不生生相續則衰竭矣故必資於三焦之給而不息此之謂壯火食氣三氣之出依焉必資水穀於中下二焦之蒸釀則不能相接續此之謂氣食少火也相火能散布此氣於腔子故曰壯火散氣水穀能發生此氣故曰少火生氣一說壯火相火也少火君火也心腎相對衡同屬少陰心腎相交而三氣生于其中即少火也三氣通行而爲相火即壯火也益以相火者君火之餘烈也

按壯火少火命名之義非微甚虛實正邪之謂自有少太漸次之意說者或以壯火爲邪火病熱則於壯火食氣氣食少火二句不流通近閣高士宗素問直解以少火爲君火壯火爲相火但於衰字未免有窒碍曰壯火亢盛之火即相火也少火和緩之火即君火也亢盛之壯火宜衰和緩之少火宜壯蓋已慣亢盛之壯火而宜衰則何又遂宜以和緩之少火強成壯火耶食氣食少火二食字或以爲食盡之義則不與上文精食氣形食味二食字相貫若張隱菴食字註却是隱僻而不瑩也皆由以壯火爲相火其相火爲邪火病熱之故也

醫和曰天有六氣降生五味發爲五色徵爲五聲淫生六疾六氣曰陰陽風雨晦明也分爲四時序爲五節過則爲菑陰淫寒疾陽淫熱疾風淫末疾雨淫腹疾晦淫惑疾明淫心疾

此出于左氏之言其說與吾軒岐家之六氣雖不同而其義亦不相遠也其陽淫熱疾者相火之病明淫心疾者君火之病且觀六氣含五味五色五聲四時五節則知醫和意亦二火一氣也

華元化曰相火之相譬如丞相之相也

此出中藏經若其書或雖可疑而其言則正矣

右係二火考證

心主三焦考證

素問靈蘭祕典論曰膻中者臣使之官喜樂出焉

膻中即心包之位說見前臣使即相火之變文對君主而言也包絡雖屬相火而藏自尊乎府不似三焦通行三氣遊行一身之勞故唯主神識情志之遊行蓋心者神明所在之處而情志之發動則心包實主之故日喜樂出焉

三焦者決瀆之官水道出焉

靈樞本輸篇曰三焦者中瀆之府也水道出焉同決瀆者即營衛生會篇謂下焦如瀆是也此三焦特指下焦而言三焦中特舉下焦爲言者蓋心包三焦俱屬相火而無形此篇所說十二官者言六藏六府之所司也但無形則無由言其官職之所出故心包絡寄位於膻中三焦寄位於下焦夫府者皆主水穀之腐熟傳化而俱居于胃倉之下三焦亦不可不一言居于其地況下焦又原氣之所

由出而衛氣亦出乎下焦薫蒸灌漑於一身腠理而終復歸下焦而成溺則其所始所終皆在下焦故特以下焦稱三焦也即難經謂氣所始終是也叅本文列之於腎與膀胱之間則其義可想見焉

六節藏象論曰脾胃大腸小腸三焦膀胱者倉廩之本營之居也名曰器能化糟粕轉味而入出者也

五藏別論曰夫胃大腸小腸三焦膀胱此五者天氣之所生也其氣象天故寫而不藏此受五藏濁氣名曰傳化之府

三焦列于六府則必以轉味傳化爲言即營衛生會篇之義

脈要精微論曰上附上左外以候心內以候膻中

膻中亦指心主而言按心主三焦俱有名無形今本篇之部位有心主而無三焦者何也蓋以雖同

屬相火厥陰對化之心主寄名於膻中而固有一定之位少陽正化之三焦行在於上下周身而竟無一定之位也本篇上文曰尺外以候脊尺裏以候腹腹一字包大小腸三焦膀胱在其中然而尺裏可論候水道決瀆之三焦而不可併候通會元眞之全府故下文曰上竟上者胸喉中事也下竟下者少腹腰股膝脛足中事也即是通候三焦之法也是以脉經謂寸主射上焦關主射中焦尺主射下焦要知左右三部無處不三焦之診也

宣明五氣篇曰胃爲氣逆爲噦爲恐大腸小腸爲泄下焦溢爲水膀胱不利爲癃不約爲遺溺膽爲怒是謂五病

按靈樞九鍼論又謂之六府氣等六府爲病也此特以下焦爲六府之一亦見可內經列于六府之三焦專指下焦而爲言也

血氣形志篇手少陽與心主爲表裏

莫言三焦與命門爲表
裏聖人既先定其配矣

咳論久欬不已則三焦受之三焦欬狀欬而腹滿不
欲食飲此皆聚於胃關於肺使人多涕唾而面浮腫
氣逆也

按通篇之義曰五藏之久咳乃移六府此不言心
欬不已則三焦受之而唯言久欬不已則三焦受
之益三焦孤之府也雖與心主爲表裏而藏府經
脉莫不皆被其灌漑則不必受心主之傳也其見
證多是上中二焦之病王註謂此三焦者非謂手
少陽也正謂上焦中焦耳由此觀之則王氏先開
誤之
端也

至眞要大論少陰之勝齊下反痛氣遊三焦

心主三焦其經相絡少陰少陽其
氣相通故其病氣遊走於三焦也

靈樞本輸篇曰三焦者上合手少陽出於關衝三焦下腧在於足太指之前少陽之後出於膕中外廉名曰委陽是太陽絡也手少陽經也三焦者足少陽太陰（一作陽）之所將太陽之別也上踝五寸別入貫腨腸出於委陽並於太陽之正入絡膀胱約下焦實則閉癃虛則遺溺

本篇下文小腸大腸之脈皆言上合張介賓註曰其府在下其經屬手故曰上合本文說三焦還言入絡膀胱約下焦然則三焦雖有上中下而六府之三焦必以下者爲重也三焦下腧名曰委陽即邪氣藏府病形篇所謂三焦合入於委陽之義不啻此也若本篇上文曰胃出於厲兌下三里三寸

爲巨虛上廉從下上廉三寸爲巨虛下廉也大腸屬上小腸屬下大腸小腸皆屬於胃由此則太腸小腸亦有下腧屬足陽明也蓋下焦在膀胱上口其職主決瀆而屬膀胱故三焦下腧在足太陽之絡本藏篇曰腎合于三焦膀胱是也王太僕不覧此義於宣明五氣篇注引本文遂稱足三焦可謂謬矣

肺合太腸心合小腸肝合膽脾合胃腎合膀胱三焦者中瀆之府也水道出焉屬膀胱是孤之府也是六府之所與合者

中瀆之府也水道出焉者卽靈蘭祕典論之變文屬膀胱者卽本藏篇腎合三焦膀胱之意所謂寄位於膀胱也孤之府者不屬五藏無配合之謂卽三十八難謂外府三十九難謂三焦亦是一府然不屬於五藏是也蓋三焦水道出焉故屬於膀胱屬膀胱故合腎然腎之合于三焦與肺合太腸心

合小腸脾肝腎之合胃膀
胱其義不同於本文可見焉

邪氣藏府病形篇三焦合入於委陽

委陽即三焦下腧
見上本輸篇文

三焦病者腹氣滿小腹尤堅不得小便窘急溢則水留即爲脹候在足太陽之外大絡大絡在太陽小陽之間又見脉取委陽

此亦下焦水道之病
故取之太陽之委陽

經脉篇心主手厥陰心包絡之脉起於胸中出屬心包絡下膈歷絡三焦其支者循胸出脇下腋三寸上抵腋下循臑内行太陰少陰之間入肘中下臂行兩

筋之間入掌中循中指出其端其支者別掌中循小指次指出其端

按手少陰心之脉起於心中手厥陰心主之脉起於胸中胸中即心之外郭心主之地也盖十二經脉起於本藏者特此二經而已可見心與心主絶肖也

是動則病手心熱臂肘攣急腋腫甚則胸脇支滿心中澹澹大動面赤目黄喜笑不休是主脉所生病煩心心痛掌中熱

三焦手少陽之脉起於小指次指之端上出两指之間循手表腕出臂外两骨之間上貫肘循臑外上肩而交出足少陽之後入缺盆布膻中散絡心包下膈

循屬三焦其支者從膻中上出缺盆上項繫耳後直上出耳上角以屈下頰至䪼其支者從耳後入耳中出走耳前過客主人前交頰至目銳眥

諸脉之歸本藏本府但言屬某絡某獨心主三焦二脉曰歷絡三焦曰散絡心包曰循屬三焦歷也散也循也非徒然而為言者張介賓於歷絡三焦則有發明至于本文散絡循屬則未嘗言及焉蓋以胸中膻中者唯是心包絡之域而不似餘藏餘府之有實形而直絡之故曰散絡也循屬三焦亦是歷絡三焦之意耳在本經則曰屬在各經則曰絡此字例

是動則病耳聾渾渾焞焞嗌腫喉痹是主氣所生病者汗出目銳眥痛頰痛耳後肩臑肘臂外皆痛小指次指不用

營氣篇營氣之道從太陰出注手陽明上行注足陽明下行至跗上注大指間與太陰合上行抵髀從脾注心中循手少陰出腋下臂注小指合手太陽上行乘腋出頗內注目內眥上巔下項合足太陽循脊下尻下行注小指之端循足心注足少陰上行注腎從腎注心外散於胸中循心主脈出腋下臂出兩筋之間入掌中出中指之端還注小指次指之端合手少陽上行注膻中散於三焦從三焦注膽云云若心藏曰注心中若心主曰注心外則心主之爲心郭也可以見焉又曰注膻中散於三焦此言營氣之行先注於上焦而次第及中下焦焉然則三焦之原出乎下焦營氣之行先注上焦自有此紀

也亦可見矣

經脈篇又曰手心主之別名曰内關去腕二寸出於两筋之間循經以上繫於心包絡心系實則心痛虛則爲頭强取之两筋之間也　手少陽之別名曰外關去腕二寸外遶臂注胸中合心主病實則肘攣虛則不收取之所別也

經別篇手少陽之正指天別於巓入缺盆下走三焦散於胸中也　手心主之正別下淵腋三寸入胸中別屬三焦出循喉嚨出耳後合少陽完骨之下

經水篇手少陽外合於漯水内屬於三焦　手心主

外合於漳水內屬於心包

經筋篇手少陽之筋起於小指次指之端結於腕上
循臂結於肘上繞臑外廉上肩走頸合手太陽其支
者當曲頰入繫舌本其支者上曲牙循耳前屬目外
眥上乘頷結於角其病當所過者即支轉筋舌卷治
在燔鍼劫刺以知為數以痛為輸名曰季夏痹也
手心主之筋起於中指與太陰之筋並行結於肘內
廉上臂陰結腋下下散前後挾脇其支者入腋散胸
中結於臂其病當所過者支轉筋前及胸痛息賁治
在燔鍼劫刺名曰孟冬痹也

營衛生會篇帝曰願聞營衛之所行岐伯曰　營出於中焦衛出於下焦願聞三焦之所出曰上焦出於胃上口並咽以上貫膈而布胸中走腋循太陰之分而行還至陽明上至舌下足陽明常與營俱行於陽二十五度行於陰亦二十五度一周也故五十度而復大會於手太陰矣

此言上焦之宗氣與營俱五十周也

願聞中焦之所出曰中焦亦並胃中出上焦之後此所受氣者泌糟粕蒸津液化其精微上注於肺脈乃化而為血以奉生身莫貴於此故獨得行於經隧命

曰營氣

此言中焦之衆氣營榮通用

願聞下焦之所出曰下焦者別廻腸注於膀胱而滲入焉故水穀者常並居於胃中成糟粕而俱下於大腸而成下焦滲而俱下濟泌別汁循下焦而滲入膀胱焉

此言下焦之決瀆按岐伯曰營出於中焦衛出於下焦帝乃問三焦之所出伯對以宗營衛之所出葢三焦實無形唯三氣而已矣故帝問伯對俱以其所出而爲言也經說三焦本篇最詳悉矣讀者熟玩之則思過半矣均是三焦也而內經往往特以下焦稱三焦必連膀胱而言者亦有深旨在焉本文明言上焦出於胃上口而布胸中[illegible]與榮俱行於陰陽各二十五度一周也是知上[illegible]焦之

氣俱行於經隧中蓋其行也有經脈之[illegible]路其運也有息數之定度是離合于相火之行以[illegible]而未合于相火之遊行若下焦之衛氣則溫分肉充皮膚肥腠理司開闔其遍身表裏與夫所謂火遊行其間者恰相脗合矣是所以三焦之中特以下焦爲最而專稱三焦也本藏篇曰經脈者所以行血氣而營陰陽濡筋骨利關節者也此即上中二焦之相火內而有常者也又曰衛氣者所以溫分肉充皮膚肥腠理司開闔者也此即下焦之相火外而慓悍者也可見少陽在陽之首而自持陽之樞或在陰陽之分界而總持陰陽之樞也余別有陰陽開闔樞之辨見綱紀中

上焦如霧中焦如漚下焦如瀆此之謂也

如霧者決氣篇曰上焦開發宣五穀味熏膚充身澤毛若霧露之溉是謂氣是也蓋以肺主氣膻中又爲上氣海故中下二焦之營衛亦莫不皆上歸注于胸中也如漚者言中焦釀五穀之精微以生營血也決氣篇曰中焦受氣取汁變化而赤是謂血是也如瀆者五癃津液別篇曰三焦出氣以溫

肌肉充皮膚爲其津天寒則腠理閉氣濕不行水下留於膀胱則爲溺與氣靈蘭秘典論曰三焦者決瀆之官水道出焉是也本文首言衛出於下焦而下文下焦之所出及此結語皆言水道之滲漬而不及于衛氣者嘗是以熏蒸則氣滲則水水氣同一而不二也

四時氣篇小腹痛腫不得小便邪在三焦約取之太陽大絡視其絡脈與厥陰小絡結而血者腫上及胃脘取三里

按本篇曲言邪在六府之爲病而特言三焦不言膀胱者又見三焦膀胱一府而不兩也

師傳篇鼻柱中央起三焦乃約

張介賓曰約固密也○此言六府之外候也按本藏通天陰陽二十五人及本篇皆言着外形以候五内資稟之不同故此三焦約者與四時氣篇所謂病而約者不同五色篇曰面王以上者小腸也

面王以下者膀胱子處也可見鼻柱中央即小腸之下膀胱之上乃下焦之位也是以余敢旨列六府之三焦必指下焦言也

決氣篇上焦開發宣五穀味熏膚充身澤毛若霧露之漑是謂氣中焦受氣取汁變化而赤是謂血

此言上中二焦而不及下焦且以衛氣爲上焦蓋以衛出于下焦而必歸于肺所謂肺者氣之本也

平人絶穀篇胃大一尺五寸徑五寸長二尺六寸横屈受水穀三斗五升其中之穀常留二斗水一斗五升而滿上焦泄氣出其精微慓悍滑疾下焦下漑諸腸

此言三焦必出乎胃中水穀也按本篇及腸胃篇帝問六府傳穀者腸胃之小大長短受穀之多少

伯高曲言其形象如此者三焦亦水穀之道路而未嘗言及其形象但說胃之次僅上焦下焦云云

則知三焦之無形必不始于越人也

海論膻中者爲氣之海其輸上在於柱骨之上下前在於人迎氣海有餘者氣滿胸中悗息面赤氣海不足則氣少不足以言

此膻中以氣海爲言則不唯心主包上焦在中

脹論帝曰夫氣之令人脹也在於血脈之中耶藏府之內乎岐伯曰脹者皆在於藏府之外排藏府而郭胸脇脹皮膚故命曰脹夫胸腹藏府之郭也膻中者心主之宮城也

藏府之外郭即三焦也故曰氣之令人脹也以三焦氣之所通行之處也虞天民之腔子張介賓之大囊者恐由其本文而爲言也胸腹膻中二句以見包絡三焦表裏相合之由矣

三焦脹者氣滿於皮膚中輕輕然而不堅

腠理卽三焦也

五癃津液別篇水穀入於口輸於腸胃三焦出氣以溫肌肉充皮膚爲其津其流而不行者爲液天暑衣厚則腠理開故汗出寒留於分肉之間聚沫則爲痛天寒則腠理閉氣濕不行水下留於膀胱則爲溺與氣陰陽氣道不通四海閉塞三焦不寫津液不化水穀並於腸胃之中別於廻腸留於下焦不得滲於膀

胱則下焦脹

經言三焦必以出氣者三氣通行之總司也曰肌肉曰皮膚曰腠理曰分肉曰氣道曰腸胃之中可觀三焦之分野廣而徧矣按三焦唯出氣經必以津液水注言之者以水氣本一也行則氣留則水故三焦病主水脹也水就下是以下焦獨先爲脹然後及于腠理腔殼夫天暑衣厚則腠理開爲汗天寒則閉爲溺與氣則知腠理之開閉汗溺之行藏表裏全係于三焦腠胱之關楗經以三焦膀胱並稱其義泮然矣由之觀之中風傷寒之邪感于營衛其鬱過而作熱者即三焦之火感傷而受邪者必腠胱之經也若仲景桂枝麻黄二湯俱用桂入足少陰太陽經之藥者以此也五苓散用桂亦是此篇之意

陰陽繫日月篇甲主左手之少陽巳主右手之少陽乙主左手之太陽戊主右手之太陽丙主左手之陽

明丁主右手之陽明此兩火並合故為陽明庚主右手之少陰癸主左手之少陰辛主右手之太陰壬主左手之太陰

本藏篇腎合三焦膀胱三焦膀胱者腠理毫毛其應腎應骨密理厚皮者三焦膀胱厚麤理薄皮者三焦膀胱薄疏腠理者三焦膀胱緩皮急而無毫毛者三焦膀胱急毫毛美而麤者三焦膀胱直稀毫毛者三焦膀胱結也

此假三焦之應腠理毫毛以候膀胱也蓋三焦之於膀胱猶心主之於膻中竟是一府二名也故帝問六府之應伯對以五藏之應乎五府而三焦膀胱兼稱焉夫衛氣出乎下焦而熏膚澤毛宜乎三

焦膲腠理毫毛也讀内經者不通考諸篇之義唯斷章取義由腎合三焦膀胱一句輙言命門與三焦相爲表裏余獨諄諄闢其非語在辨妄篇中按五變篇曰百病之始期也必生於風雨寒暑循毫毛而入腠理並外邪之入也必從毫毛腠理始焉毫毛腠理即三焦之膲故邪必搏于三焦之火而發熱始于膀胱之經而傳變者此之謂也

論勇篇勇士者目深以固長衡直揚三焦横怯士者目大而不減陰陽相失三焦理縱

此直以膚腠爲三焦也按歲露篇腠理薄者亦即此三焦理也

五味篇營衛之行奈何伯高曰穀始入於胃其精微者先出於胃之兩焦以漑五藏別出兩行營衛之道其大氣之搏而不行者積於胸中命曰氣海出於肺

循喉嚨故呼則出吸則入天地之精氣其大數常出三入二故穀不入半日則氣衰一日則氣少矣

此亦問營衛而對以水穀
三焦也兩焦者上中也

五味論酸入於胃其氣濇以收上之兩焦弗能出入也不出即留於胃中胃中和溫則下注膀胱膀胱之胞薄以懦得酸則縮綣約而不通水道不行故癃鹹走血令人渇鹹入於胃其氣上走中焦注於脈則血氣走之血與鹹相得則凝凝則胃中汁注之注之則胃中竭竭則咽路焦故舌本乾而善渇血脈者中焦之道也故鹹入而走血矣辛令人洞心辛

入於胃其氣走於上焦上焦者受氣而營諸陽者也
薑韭之氣薰之營衛之氣不時受之久留心下故洞
心苦令人變嘔苦入於胃五穀之氣皆不能勝苦苦
入下脘三焦之道皆閉而不通故變嘔甘令人悗心
甘入於胃其氣弱小不能上至於上焦而與穀留於
胃中者令人柔潤者也胃柔則緩緩則蟲動蟲動則
令人悗心

此三焦皆以水穀而言

陰陽二十五人篇手少陽之上血氣盛則眉美以長
耳色美血氣皆少則耳焦惡色手少陽之下血氣盛

則手捲多肉以溫血氣皆少則寒以瘦氣少血多則瘦以多脈

按本篇上文曰足太陽之上血氣盛則美眉眉有毫毛血多氣少則惡眉面多少理血少氣多則面多肉血氣和則美色足太陽之下血氣盛則跟肉滿踵堅氣少血多則瘦跟空血氣皆少則瘇下痛蓋膀胱三焦二經之上同候于眉下候于拳肉與跟肉以三焦屬手經膀胱屬足經也亦見三焦膀胱同候也

邪客篇五穀入於胃也其糟粕津液宗氣分爲三隧故宗氣積於胸中出於喉嚨以貫心脉而行呼吸焉營氣泌其津液注之於脉化以爲血以榮四末內注五藏六府以應刻數焉衛氣者出其悍氣之慓疾而

先行於四末分肉皮膚之間而不休者也晝日行於陽夜行於陰常從足少陰之分間行於五藏六府

此雖不言三焦而宗榮衛即三焦之出氣也故特以表章之

手少陰之脈獨無腧何也曰少陰心脈也心者五藏六府之大主也精神之所舍也其藏堅固邪弗能容也容之則心傷心傷則神去神去則死矣故諸邪之在於心者皆在於心之包絡包絡者心主之脈也故獨無腧焉其外經病而藏不病故獨取其經於掌後鋭骨之端其餘脈出入屈折其行之徐疾皆如手少陰心主之脈行也

大惑論其非常經也卒然多臥者何氣使然曰邪氣留於上膲上膲閉而不通已食若飲湯衞氣留久於陰而不行故卒然多臥焉

癰疽篇腸胃受穀上焦出氣以溫分肉而養骨節通腠理中焦出氣如露上注谿谷而滲孫脈津液和調變化而赤爲血血和則孫脈先滿溢乃注於絡脈皆盈乃注於經脈陰陽已張因息乃行

素問血氣形志篇夫人之常數太陽常多血少氣少陽常少血多氣陽明常多氣多血少陰常少血多氣厥陰常多血少氣太陰常多氣少血此天之常數也

難經八難曰寸口脉平而死者何謂也然諸十二經脈者皆係於生氣之原所謂生氣之原者謂十二經之根本也謂腎間動氣也此五藏六府之本十二經之根呼吸之門三焦之原一名守邪之神故氣者人之根本也根絶則莖葉枯矣寸口脉平而死者生氣獨絶於内也

三焦之原即所謂原氣之別使之義

二十五難曰有十二經五藏六府十一耳其一經者何等經也然一經者手少陰與心主別脉也心主與三焦爲表裏俱有名而無形故言經有十二也

此言心主而及三焦也以心主與三焦為表裏俱屬相火也蓋五藏五府之屬五行者皆有形矣但心主三焦俱無形者以同屬相火也夫相火者在天之氣也何以有形乎故內經言三焦必以出氣而為言後世不察此義強創出於三焦之形而反以為越人之謬其原出于不知相火之真面矣以為龍雷火也其大本既乖矣何以得知心主三焦有名而無形之義耶予不自揆固陋欲辨諸家之妄以復聖旨之舊祇恐難敵衆楚之咻此舉也費半生之精力於有名無形四字越人有靈必應笑予之徒勞焉予豈好辨哉不得已也

三十一難曰三焦者何稟何生何始何終其治常在何許可曉以不然三焦者水穀之道路氣之所終始也上焦者在心下下鬲在胃上口主內而不出其治在膻中玉堂下一寸六分直兩乳間陷者是中焦者

在胃中脘不上不下主腐熟水穀其治在臍傍下焦者當膀胱上口主分別清濁出而不內以傳道也其治在臍下一寸故名曰三焦其府在氣街

此即營衛生會篇之義曰內而不出曰出而不內以傳道皆主水穀而言也其府在氣街者衛氣之所注謂之氣街其所留止即府也頭胸腹足各有氣街言三焦氣之所運行各有氣之止處以爲府也諸家以氣衝穴解者未知內經氣街之旨也

三十五難曰小腸謂赤腸大腸謂白腸膽者謂青腸胃者謂黃腸膀胱者謂黑腸下焦之所治也

滑註云下焦所治一句屬膀胱按以義言則當特屬膀胱推文勢則又似結五府蓋胃獨屬中焦而自是水穀不淨之府其餘四府俱在胃下則同是下焦之所治也

三十八難曰藏唯有五府獨有六者何也然所以府有六者謂三焦也有原氣之別焉主持諸氣有名而無形其經屬手少陽此外府也故言府有六焉

主持諸氣即通行三氣之義其本則先天之原氣其標則宗營衛三氣一身之氣無外于三焦也外府者滑註難言外有經而內無形然而由三十九難謂三焦亦是一府本輸篇謂孤之府也則正是猶言五藏合五府之外者也以答藏唯有五府獨有六之問也故下一句總結之曰故言府有六焉

三十九難曰經言府有五藏有六者何也然六府者正有五府也五藏亦有六藏者謂腎有兩藏也其左為腎右為命門命門者精神之所舍也男子以藏精女子以繫胞其氣與腎通故言藏有六也府有五者

何也然五藏各一府三焦亦是一府然不屬於五藏
故言府有五焉

此言五行者有餘于水故腎有兩枚六氣有餘于
火而三焦亦是一府之義也後世不察聖旨遂有
命門三焦表裏之說本文明言命門其氣與腎通
三焦不屬於五藏何以相表裏哉但相對而言爾
六府者正有五府者言合五行之正府有五也三
焦不與焉五藏亦有六藏者以三焦表裏之藏言
之則當言心主也然心主亦非五行實形之正藏
故乃曰腎有兩藏也心主不與焉本文亦有六藏
之亦字不可輕輕看正是以命門對三焦而言之
辭也夫腎有兩藏猶火有二火五行之在地也有
形而屬陰地之五行火常伏而水常有餘若人五
藏亦然包絡無形而腎則有兩藏也六氣之在天
也無形而屬陽天之六氣兩于火若人六府亦然
五藏各一府而三焦亦是一府也命門者精神之
所舍男子以藏精女子以繫胞此作強技巧之用
全在命門而左腎之用甚微矣三氣之逼行腠理

之灌溉水穀之腐熟水道之決瀆全在三焦而包絡之用甚微矣蓋以相火之位在君火之左而火之用在左命門居水藏之右而水之用在右也

四十五難曰經言八會者何也然府會太倉藏會季脇筋會陽陵泉髓會絕骨血會鬲俞骨會大杼脈會大淵氣會三焦外一筋直兩乳間也

此上焦爲三焦也

六十二難曰藏井滎有五府獨有六者何謂也然府者陽也三焦行於諸陽故置一俞名曰原府有六者亦與三焦共一氣也

三焦是少陽相火總督諸氣所以行諸陽也

六十四難曰十變又言陰井木陽井金陰滎火陽滎水陰兪土陽兪木陰經金陽經火陰合水陽合土

此言陽井金陽滎水陽兪木陽經火陽合土而不及原穴按本輸篇以原穴置兪經之間夫原穴屬相火則必不可在陽經君火之兪此義尤不可解爲以俟後人之發明云

六十六難曰十二經皆以兪爲原者何也然五藏兪者三焦之所行氣之所留止也三焦所行之兪爲原者何也然臍下腎間動氣者人之生命也十二經之根本也故名曰原三焦者原氣之別使也主通行三氣經歷於五藏六府原者三焦之尊號也故所止輙爲原五藏六府之有病者皆取其原也

此言十二經皆以俞爲原則不數六俞之原也明矣滑氏圖添入原穴者唯是本輸篇之意恐非本經之旨矣名曰原原氣之別使原者三焦之尊號此三箇原字是真元之原而其餘皆原穴之原也原氣者腎元先天之氣三氣者宗榮衛後天之氣也此言後天之氣實以先天之氣爲根本故内經往往特以下焦稱三焦張仲景謂腠者三焦通會元真之處此之謂也後人誤謂命門屬相火與三焦爲表裏者是以末揣本推流混源也通行三氣經脈藏府即營衛生會等篇所説及經脈篇歷絡三焦之意也曰別使曰通行曰經歷皆遊行出之義也曰所止輒爲原此亦相入以位之義滑氏以行在所解之淺得其義矣蓋三焦之本根在腎而以下焦爲其榮氣五十周之行先注上焦而次第及于下焦其本末先後各有端緒也邃矣哉

史記扁鵲診虢太子曰夫以陽入陰中動胃纏緣中經維絡別下於三焦膀胱

此亦與本藏篇三焦膀胱腠理者同

漢書五行志曰傳曰思心之不睿是謂不聖厥咎霿時則有脂夜之妖人腠中肥而包裹心者脂也心區霿則冥晦故有脂夜之妖

心區霿則冥晦醫和所謂晦淫惑疾也益心包絡之神明霿晦而不容則惑疾斯起矣

金匱要略曰不遺形體有衰病則無由入其腠理腠者是三焦通會元眞之處爲血氣所注理者是皮膚藏府之文理也

此即内經以腠理毫毛爲受邪之處之義通會元眞者即難經謂原氣之別使通行三氣也腠者是三焦通會元眞之處此一句實足以破千古之惑矣夫三焦者無形故仲景不直指腠理爲包三焦唯一

言傳者是三焦通會元眞之處於戲仲景不爲方
藥之祖而又素難註解之祖也劉張李朱之徒不
能表章此等之妙義遂
求於仙經丹書者迂矣

師曰吸而微數其病在中焦實也當下之即愈虛者
不治在上焦者其吸促在下焦者其吸遠此皆難治

此以吸候病之在處之法也上
中下以藏位言詳義見喩昌註

味酸則傷筋筋傷則緩名曰泄鹹則傷骨骨傷則痿
名曰枯枯泄相搏名曰斷泄榮氣不通衛不獨行榮
衛俱微三焦無所御四屬斷絶身體羸瘦獨足腫大
黄汗出脛冷假令發熱便爲歷節也

此亦以榮衛
言三焦也

熱在上焦者、因欬為肺痿

夫脈當取太過不及、陽微陰弦、即胸痺而痛、所以然者、責其極虛也、今陽虛知在上焦、所以胸痺心痛者、以其陰弦故也

此二條一肺一心肺同以上焦稱之

腎著之病、其人身體重、腰中冷、如坐水中、形如水狀、反不渴、小便自利、飲食如故、病屬下焦、身勞汗出、衣裏冷濕、久久得之、腰以下冷痛、腰重如帶五千錢

下焦雖損腎為言、而其病不必傷水藏之藏真者、但看其所谷之外形也、此即通身三才級之下焦所謂少腹腰股膝脛足中事也

問曰三焦竭部上焦竭善噫何謂也師曰上焦受中焦氣未和不能消穀故能噫耳下焦竭即遺溺失便其氣不和不能自禁制不須治久則愈

此言上焦心主中焦脾胃下焦膀胱也

熱在上焦者因欬爲肺痿熱在中焦者則爲堅熱在下焦者則尿血亦令淋祕不通

此亦三焦之熱也

上焦有寒其口多涎此爲黄汗

婦人傷寒發熱經水適來晝日明了暮則讝語如見鬼狀者此爲熱入血室治之無犯胃氣及上二焦必

自愈

衝底血室屬下焦也成無已曰不可與下藥犯其胃氣發汗犯上焦刺期門犯中焦也發汗則動衛氣衛氣出上焦故也刺期門則動榮氣榮氣出中焦故也此成氏亦以榮衛言三焦則知軒岐越人仲景以來醫統自有所歸也

傷寒論辨脉法曰陰陽相搏名曰動陽動則汗出陰動則發熱形冷惡寒者此三焦傷也

三焦出氣以溫肌肉充皮膚宜乎形寒惡寒者三焦之傷也此三焦以腠理榮衛而言上中下亦在中矣按本論下文曰數脉見於關上上下無頭尾如豆大厥厥動搖者名曰動蓋以寸陽尺陰相搏而動脉見於關上也程郊倩謂關部之假有餘成上下之真不足是

寸口脉陰陽俱緊者法當清邪中於上焦濁邪中於

下焦淸邪中上名曰潔也濁邪中下名曰渾也陰中於邪必內慄也表氣微虛裏氣不守故使邪中於陰也陽中於邪必發熱頭痛項强頸攣腰痛脛痠所謂陽中霧露之氣故曰淸邪中上濁邪中下陰氣爲慄足膝逆冷便溺妄出表氣微虛裏氣微急三焦相溷內外不通上焦怫鬱藏氣相薰口爛食斷也中焦不治胃氣上衝脾氣不轉胃中爲濁榮衛不通血凝不流若衛氣前通者小便赤黃與熱相搏因熱作使遊於經絡出入藏府熱氣所過則爲癰膿若陰氣前通者陽氣厥微陰無所使客氣內入嚔而出之聲嗢咽

塞寒厥相逐爲熱所擁血凝自下狀如豚肝陰陽俱厥脾氣孤弱五液注下下焦不闔清便下重令便数難臍築湫痛命將難全

此三焦言形體之上中下曰表氣曰裏氣曰陰氣曰陽氣曰榮衛曰遊於經絡出入藏府亦皆三焦分內之事也本文鄒嘉言以爲瘟疫之因是也

寸口脈微而濇微者衛氣不行濇者榮氣不足榮衛不能相將三焦無所仰身體痺不仁榮氣不足則煩疼口難言衛氣虛則惡寒數欠三焦不歸其部上焦不歸者噫而酢吞中焦不歸者不能消穀引食下焦不歸者遺溺

亦以榮衛上下言三焦也成無已曰人養三焦者血也護三焦者氣也榮衛俱損不能相將三焦無所依仰也張長沙謂腠者三焦通會元眞之處爲血氣所注也是也三焦不歸其部部即三焦之位也此以其部爲言則足見其無形矣噫酢不消穀遺溺即內而不出出而不內之爲病也王肯堂謂三焦病各分其證自有三法存焉是也

寸口脉微而緩微者衛氣疎疎則其膚空緩者胃氣實實則穀消而水化也穀入於胃脉道乃行水入於經其血乃成榮盛則其膚必疎三焦絕經名曰血崩

此以榮衛膚腠言三焦而歸之於胃之水穀正是軒岐扁鵲相傳之三焦不似後世杜撰之三焦

太陽病六七日表證仍在脉微而沉反不結胸其人發狂者以熱在下焦云云

此下至巻末言三焦上下
藏府之位而已不敢採錄云

王叔和脉經曰陽生於尺動於寸陰生於寸動於尺寸主射上焦出頭及皮毛竟手關主射中焦腹及腰尺主射下焦少腹至足

此即脉要精微論謂上竟上者胸喉中事也下竟下者少腹腰股膝脛足中事也及十八難謂上部法天中部法人下部法地之義以見聖學之傳授無異辭矣

脉法讚云肝心出左脾肺出右腎與命門俱出尺部心部在左手關前寸口是也即手少陰經也與手太陽爲表裏以小腸合爲府合上焦名曰神庭在龜尾

○肝部在左手關上是也足厥陰經也與足少陽爲

表裏以膽合為府合於中焦名曰胞門在大倉左右
三寸○腎部在左手關後尺中是也足少陰經也與
足太陽為表裡以膀胱合為府合於下焦在關元左
○肺部在右手關前寸口是也手太陰經也與手陽
明為表裏以大腸合為府合於上焦名呼吸之府在
雲門○脾部在右手關上是也足太陰經也與足陽
明為表裏以胃合為府合於中焦脾胃之間名曰帝
門在季肋下前一寸半○腎部在右手關後尺中是
也足少陰經也與足太陽為表裏以膀胱合為府合
於下焦在關元右左腎右為[illegible]戸名曰三焦

此詳言五藏六府所關尺寸其言兩寸合上焦
兩關合中焦兩尺合下焦即與上文寸射上焦關
射中焦尺射下焦同矣未嘗言三焦合于命門也
左屬腎右爲子戶者以應上文腎與命門俱出尺
部也若夫兩尺俱言腎部俱言足少陰經也與足
大陽爲表裏以膀胱合爲府合於下焦然難經謂
左爲腎右爲命門則嘗以左尺屬腎右尺爲子戶
也子戶即命門其藏精繫胞故名爲子戶也亦未
嘗言命門屬相火矣名曰三焦此一句通上結上文
兩寸合於上焦兩關合於中焦兩尺合於下焦蓋
言上中下三者名曰三焦以足於六府之數也與
三十一難所謂名曰三焦語意相同矣讀者不知
文在上下想應誤以此句粘右爲子戶句遂言命
門與三焦爲表裏也何世醫之昏晦如此果合此
句屬于戶則直名命門曰三焦而可也何言相表
裡也乎後世吠聲之徒相和謂命門三焦表裏之
說實出乎叔和噫冤矣哉余辭而闢之以白叔和
千載之枉誣叔和有靈必開眉於地下也嗚呼叔
和以來吾道之正統誰以傳之誰以繼之投筆而
不覺長吁大息焉

二火辨妄卷之下終

北山後五雨亭隣友
何陋堂主人僧祖雲書

正徳乙未歳夷則

京堀川伏見屋　藤右衛門

大坂高麗橋伏見屋　藤次郎